健康中国 科普丛书

直击
肥胖

朱孝成　邵　永 —————————— 主编

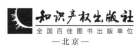

知识产权出版社

全国百佳图书出版单位

— 北京 —

图书在版编目（CIP）数据

直击肥胖/朱孝成，邵永主编. —北京：知识产权出版社，2023.4
（健康中国科普丛书）
ISBN 978-7-5130-8054-5

Ⅰ.①直… Ⅱ.①朱… ②邵… Ⅲ.①减肥-普及读物 Ⅳ.①R161-49

中国版本图书馆 CIP 数据核字（2022）第 014931 号

内容提要

本书围绕"肥胖"主题，阐述肥胖的产生机制及肥胖所引发的各种疾病，提出了日常生活中预防与科学应对肥胖的对策。本书从专业角度进行分析，使减肥科学、合理，不会对身体造成危害，让人们健康减肥，幸福生活。此外，本书后附的各类减肥食谱，可让减肥事半功倍。

本书作为科普图书，适合所有人群阅读。

责任编辑：李　叶　　　　　　　　　　责任印制：刘译文

健康中国科普丛书

直击肥胖

ZHIJI FEIPANG

朱孝成　邵永　主编

出版发行：知识产权出版社有限责任公司	网　　址：http://www.ipph.cn
电　　话：010－82004826	http://www.laichushu.com
社　　址：北京市海淀区气象路 50 号院	邮　　编：100081
责编电话：010－82000860 转 8745	责编邮箱：laichushu@cnipr.com
发行电话：010－82000860 转 8101	发行传真：010－82000893
印　　刷：三河市国英印务有限公司	经　　销：新华书店、各大网上书店及相关专业书店
开　　本：700mm×1000mm　1/16	印　　张：18
版　　次：2023 年 4 月第 1 版	印　　次：2023 年 4 月第 1 次印刷
字　　数：230 千字	定　　价：80.00 元

ISBN 978-7-5130-8054-5

编委会

序 一

刘金钢

为推进健康中国建设，提高人民健康水平，推动全民健康生活方式行动，强化家庭和高危个体健康生活方式指导及干预，开展健康体重、健康口腔、健康骨骼等专项行动，全面普及膳食营养知识，引导居民形成科学的膳食习惯，国家卫生机构对重点区域、重点人群实施了营养干预，并普及科学健身知识和健身方法，以推动全民健身生活化。针对不同人群、不同环境、不同身体状况的运动处方库，推动形成体医结合的疾病管理与健康服务模式，发挥全民科学健身在健康促进、慢性病预防和康复等方面的积极作用，减重代谢外科专家朱孝成教授牵头组织专家撰写了《直击肥胖》一书。

肥胖症和 2 型糖尿病患者常合并多种内、外科及心理疾病，需要多学科协作共同治疗。鉴于此，来自全国减重代谢外科相关专业的 50 余名专家参与了本书的编写工作。本书涵盖了减重代谢外科、整形外科、内分泌科、中医中药、皮肤科、药剂科、消化内科、运动医学科、营养科、神经内科、耳鼻喉科、心内科、呼吸科、妇产科、感染性疾病科、风湿免疫科共 16 个专业的相关内容，旨在解决肥胖人群在生活、工作、婚姻、家庭中的困惑和问题。一旦确诊应及时治疗、坚持康复，将肥胖带来的损害降至最低限度。本书朴实通俗，讲究实用。通过阅读，读者能在自己的努力下，进行自我强身、自我约束，科学地预防和控制肥胖。

本书广泛普及医药保健知识，可供广大人民群众参考阅读，也可供医药专业人士阅读，是一本值得读的科普好书。

序 二

王存川

肥胖是全人类健康面临的最大问题！中国已是世界上肥胖人口最多的国家！肥胖症、糖尿病及合并的相关代谢性疾病严重危害人们的健康，影响患病者的生活质量。

每个"胖友"的痛苦经历各不相同：有些人因为体重过大生活无法自理，需要家人搀扶才能走路；有些人因严重的睡眠呼吸暂停而导致睡觉时经常憋醒，家人每天晚上在担惊受怕中度过；有些人为控制血糖、血压需要长期打针服药，精神状态不佳，懒言少语；有些人结婚多年无法正常受孕，妇科、中医科、试管婴儿全都试过了，最后还是以失败告终；有些人因代谢性伴发病无法正常工作，让本就贫寒的家庭雪上加霜；很多人试过节食减肥，可是饿得坚持不住；减肥药也吃过，还差点吃中毒导致药物中毒；针灸拔罐更是家常便饭，甚至连泻药都吃过，但是体重降下来后很快又反弹了……这样的例子很多很多。

为推动减重代谢的健康宣传在全国规范、健康、有序发展，本书针对肥胖者的个体特点，推荐采用医疗、营养、运动等多种元素相结合的方式，实现"科学、健康、远离反弹"的减重。本书语言生动有趣，给人一种身临其境的感觉，让人流连忘返。书中还插配了活泼有趣的手绘图解，能够将科普信息简洁、醒目、有效、轻松地传达给读者，可在短时间内让读者获取并记住图书中的信息，并留下深刻印象，有想进一步了解科普知识的冲动，达到提升科普书籍内容的易读性和易记性，从而提升科普知识的普及率。

本书力争做到一书在手，犹如请了一位体重管理家庭医学顾问，便于广大读者们随时参考、查阅。

序 三

朱晒红

随着饮食习惯及生活方式的改变，糖尿病及肥胖症患者越来越多。目前我国有超过 1 亿的糖尿病患者，而最新的调查表明我国男性肥胖人数 4320 万人，女性肥胖人数 4640 万人，总人数高居世界第一。

对于肥胖症和 2 型糖尿病患者的内科治疗，在短期内可能取得一定效果，但无法长期维持。减重手术在全球范围内已经有半个多世纪的发展，并在欧美等发达国家普遍流行，而中国只有 20 多年。减重手术治疗肥胖、糖尿病算是一类"新生事物"，它缘于一次偶然的科学观察，却在肥胖和糖尿病发病率日益增加的今天得到了跳跃式发展。减重手术可以将肥胖患者死亡率减半，寿命延长 6 年左右。或许，治愈肥胖和糖尿病指日可待。

当然，肥胖的治疗仍存在诸多问题。例如，我国患者的肥胖程度较欧美国家低，手术意愿不强烈，这是由于科普宣传活动开展不充分所导致，广大群众甚至部分医生无法破除肥胖及糖尿病是内科疾病的固有观念，认为内科治疗甚至商业性质的减肥课程及手段均优于代谢外科手术，进而限制了学科发展。

本书强调，手术也不是一劳永逸的方法，最关键的还是术后生活方式的管理，让自己生活在一个"健康的生活方式"里。这需要全民共同努力，强化健康意识，健康合理饮食，积极参与运动。只有把肥胖预防和肥胖与代谢病治疗结合起来，才能取得良好的效果。

本书贴近生活，讲述了很多翔实有趣的现实病例，具有极强的可读性。愿本书可以帮助我们的"胖友"们告别体重困扰，开启健康生活！

前　言

写这本书的目的，是让更多的肥胖患者过上幸福快乐的健康生活，用自己的从医经历帮助那些在减重和准备减重的过程中经历迷茫、无助和痛苦的人。作为一名医务工作者，我们有责任、有义务帮助更多"胖友"们，让他们更好地了解肥胖、认识肥胖，科学地预防肥胖、治疗肥胖。

随着社会发展，健康的含义越来越宽泛。一个健康的人不仅要有一个强壮的体魄，能抵御各种疾病侵袭，还应具备健全的精神状态、心理平衡和调节能力，以应付各种不良的心理刺激，提高在现代社会中的适应能力。

在增进健康的努力中，人们往往依赖于医生、药物和医疗设施，很少重视自身的主导作用，甚至不少满腹经纶、学富五车的科学家也不懂得"保养"，常常因工作忙而忽视自我保健，失去了预防、避免、医治疾病的最佳时机，缩短了原来的寿命。

日常生活中，有些人被肥胖折磨了几十年仍无法改变自己的生活状况，甚至每况愈下，他们因而把未来生活的全部希望交给了医生。随着肥胖人群的逐渐扩大，越来越多的人迫切需要一本能系统、全面指导肥胖的预防、医疗、康复的科普书。大多数"胖友"自我保健知识缺乏，为此，我们组织了全国一流减重代谢相关专业的医学专家撰写了《直击肥胖》一书，奉献给那些内心渴望健康的"胖友"们。

全书分肥胖概述、肥胖相关代谢性疾病、肥胖的危害、肥胖的预防和治疗原则、肥胖合并代谢性疾病的防治策略、减重术后常用的形体雕塑、特殊类型肥胖的预防和处理、减重个案管理师、减重的常见问题9章，生动、翔实地讲述了高血压病、冠心病、糖尿病等常见代谢性疾病的前世今生，并提出了行之有效的自我保健方法，对如何科学控制体重、提高生活质量作了详细论述，是一本新颖的医学科普读本。

借此机会，谨向付出了艰辛劳动的全体编写人员致以崇高的敬意，向为此提供资料的各界人士表示衷心的感谢。限于水平与时间，不足之处在所难免，望广大读者批评、指正，待再版时完善。

朱孝成　邵永

2023 年 1 月 1 日

目 录

目
录

第一章

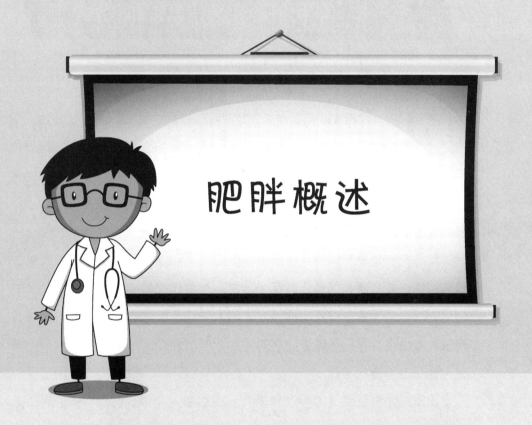

肥胖概述

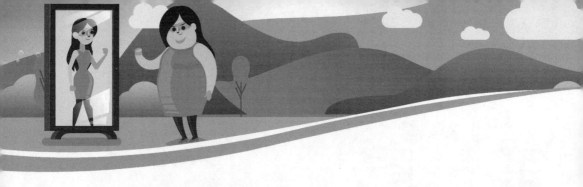

第一节　肥胖的定义、类型和评估

（一）什么是肥胖？

　　肥胖是指一定程度的超重与脂肪层过厚，是体内脂肪，尤其是甘油三酯积聚过多而导致的一种状态。临床上将体内贮积脂肪量大于等于20%理想体重称为肥胖。肥胖不仅是体重的增加，还包括由于食物摄入过多或机体代谢改变所致的脂肪过多、分布异常，以及由此产生的代谢紊乱、炎症反应。肥胖的发生不仅取决于能量的绝对摄入量，很大程度上还受调控因素的影响。

　　新陈代谢是生物体与环境及生物体内物质和能量的不断交换和转化过程，包括物质代谢和能量代谢两个方面。能量代谢调控是一个极为复杂的过程，人体通过复杂精密的神经内分泌系统调节机体的能量供给、贮存和释放，若出现异常可导致肥胖症的发生，而肥胖症反过来又可能影响能量代谢的正常平衡状态。

　　正常人体内脂肪（简称"体脂"）的含量与年龄、性别有关。新生儿体脂百分比为10%～15%，一周岁时增至25%，此后会缓慢下降，到10岁左右又回到15%左右。10岁以后体脂百分比会因为性别的差异而不同，女性在性成熟过程中不断增加可达到25%，而男性基本保持不变。到了成人阶段，不论是男女，体脂百分比大都会随着年龄的增长而增长。

（二）肥胖有哪些类型？

肥胖有不同的类型，诊断和治疗肥胖时需考虑个体化因素，系统评估代谢状态，并对肥胖的程度和分类进行精确诊断。肥胖一般根据病因、发病年龄、严重程度、体型特征、病理生理及是否合并代谢性疾病等进行体质分类。

根据病因肥胖可分为单纯性肥胖和继发性肥胖。单纯性肥胖在临床上占90%以上，分为体质性肥胖和后天获得性肥胖。体质性肥胖跟遗传有关系：父母都肥胖者，子女肥胖率可达 70%~80%；父母一方肥胖的，子女肥胖概率是 35%~40%。后天获得性肥胖主要指饮食长期摄入过多导致的肥胖。在食物获取异常容易的现代生活中，体质性肥胖和后天获得性肥胖有时并不容易区分。

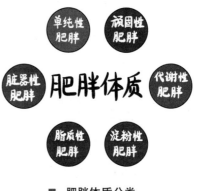

■ 肥胖体质分类

继发性肥胖占 20%~30%，内分泌疾病、腺垂体功能减退、甲状腺功能减退等均是常见的原因。应当强调的是，继发性肥胖需经专科检查及实验室检查才能诊断。单纯性肥胖则指原因未明而不伴器质性疾病的均匀性肥胖，因此此诊断必须在排除继发性肥胖后才能成立。

成人继发性肥胖主要有库欣综合征、多囊卵巢综合征、下丘脑性肥胖、性功能减退症、催乳素瘤等。儿童继发性肥胖则应考虑肥胖性生殖无能综合征、假性肥胖性生殖无能综合征或遗传性肥胖等。药物性肥胖属于继发性肥胖，如因某些皮肤性疾病长期外用激素类药物、口服激素或避孕药等。

按脂肪分布特征肥胖分为全身性肥胖、向心性肥胖、臀型肥胖、腹型肥胖、下身肥胖和上身肥胖等。

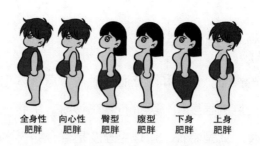

全身性肥胖　向心性肥胖　臀型肥胖　腹型肥胖　下身肥胖　上身肥胖

■ 肥胖按脂肪分布分类

（三）肥胖如何评估？

1. 身高推算法

男性标准体重（kg）= 身高（cm）－ 105；女性标准体重（kg）= 身高（cm）－100。如果实际体重超过标准体重20%，可判定为肥胖。

2. 标准体重百分率

计算公式：标准体重百分率＝实际体重/标准体重×100%。体重百分率在90%～110%均为正常，大于等于110%称之为超重，大于等于120%为轻度肥胖，大于等于125%为中度肥胖，大于等于150%为重度肥胖。但该标准不适用于某些特殊个体，如健美和举重运动员。

3. 体重指数

体重指数（body mass index，BMI），又称体质指数，目前肥胖最常用的评估指标，定义为体重除以身高的平方，即体重/身高^2（kg/m^2），与身体脂肪百分含量有显著相关性，能较好地反映机体的肥胖程度。国际上通常用世界卫生组织（World Health Organization，WHO）制定的BMI界限值，即BMI在25.0~29.9为超重，大于等于30.0为肥胖。肥胖进一步分为Ⅰ度肥胖（35.0>BMI≥30.0）、Ⅱ度肥胖（40.0>BMI≥35.0）和Ⅲ度肥胖（BMI≥40.0）。由于亚洲人群体脂率较其他种族高，在相同BMI情况下心脑血管疾病风险更高，故 WHO 将东亚、东南亚和南亚人群超重与肥胖的切点分别调整为 23.0 和 25.0，即 23.0≤BMI<25.0 为超重，BMI≥25.0 为肥胖。

2011 年《中国成人肥胖症防治专家共识》建议 BMI<18.5 为低体重，18.5≤BMI<24.0 为正常体重，24.0≤BMI≤28.0 为超重，BMI>28.0 为肥胖。与同性别、同年龄的儿童比较，BMI 低于第 5 百分位数即为体重不足，高于第 95 百分位数即为肥胖。

4. 腰臀比值

腰臀比值（waist to hip ratio，WHR），以脐为标志的腰腹围长度与以髂前上棘为标志的臀部围长（以 cm 为单位）之比值。正常男性大于等于 0.85，女性大于等于 0.8 为腹型肥胖。

5. 水下皮脂测定法和空气置换体积描记法

水下称重被认为是体成分测量的"黄金标准"，通过身体密度计算总体脂是基于阿基米德原理：当一个物体浸没在水中时，物体在空气中的质量与其在水中的质量之差就是物体的体积。

体密度=空气质量/（空气质量−水质量）

空气置换体积描记法是根据腔室内压力的变化测定空气量，其原理与水下皮脂测定法一致，从而确定人体的体积并计算人体的密度，然后计算体脂百分比（BF%）和无脂肪比率。

密度=质量/体积

BF%＝（495/密度）−450

无脂肪比率=100% − BF%

6. 双能 X 线吸收仪

利用高能和低能两种不同能量的弱 X 射线在不同密度组织中的衰减差异，通过软件处理测定组织中骨骼、肌肉及脂肪的含量。与 BMI 测量法相比，双能 X 线吸收仪不仅能对肥胖者体内总体脂肪含量进行定量诊断，同时可以对上肢、下肢和躯干等部位的脂肪异常分布进行客观的评价。此法虽检测速度快（5~30min）、辐射暴露低，不需要复杂的技术和准备，但是它无法区分皮下脂肪和内脏脂肪。

7. 生物电阻抗技术

生物电阻抗技术通过测量电阻抗测定体内水分比例，是一种非侵入性方法。其主要是将电极放置于双脚、双手或四肢上，让低频电流穿过全身，而电流的流动将受到体内水分的影响。目前市场上最多见的 Inbody 人体成分分析仪，安全无辐射，5min 即可完成检查，并可在短期内反复检查。

8. 定量计算机 X 线断层摄影机

定量计算机 X 线断层摄影机（quantitative computerized tomography，Q-CT）具有较好的分辨率及较高的准确性，可应用于内脏脂肪组织的测量。Q-CT 通过肌肉和脂肪组织对 X 射线的衰减差异区分不同组织，通过相应的软件处理可以直接测量皮下、腹内及肝脏的脂肪含量。CT 还可用于诊断非酒精性脂肪性肝病（NAFLD），其原理是肝脏衰减值与其脂肪病变的程度负相关。

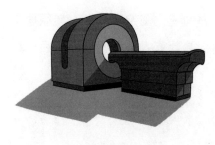

■ Q-CT

9. 磁共振成像

磁共振成像（magnetic resonance imaging，MRI）是体内成分量化的最准确工具，利用人体细胞中元素的不同磁性来测定脂肪含量，且可区分内脏和皮下脂肪。目前 MRI 被认为是无创性肝脂肪定量的金标准，其中最常用的是 1H-MRI，它利用脂肪和水中质子的磁共振频率分离水和脂肪。在成像的基础上，利用"定量脂肪水成像"技术可以对弥漫性或者局部脂肪组织进行定量分析，量化肝脏脂肪含量并对脂肪变的程度进行分级，是目前最理想的无创性诊断脂肪肝的定量技术。

10. 超声瞬时弹性成像

早期借助于超声评估肝脏脂肪含量。2004 年法国研制的超声瞬时弹性成像仪利用受控衰减参数评估肝脏脂肪变程度，为脂肪肝的早期诊断、治疗和预防提供了可能。由我国自主研制生产的肝脏瞬时弹性检测仪则在二维超声的基础上进行弹性值测定，可以同时测定肝

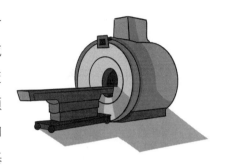

■ MRI

脏脂肪量和纤维化程度。中国人群肝脏的硬度值正常参考值范围为 2.8~7.4kPa。

肝脏瞬时弹性检测仪与超声瞬时弹性成像仪的检测结果有很好的一致性。超声瞬时弹性成像仪易受皮下脂肪厚度等因素影响，而采用宽频探头的肝脏瞬时弹性检测仪检测肥胖人群时更有优势，其自带的 B 超探头定位可以避免囊肿、血管等结构对检测的影响。

（孙喜太）

参考文献

[1] Obesity：Preventing and Managing the Global Epidemic. Report of a WHO Consultation [J]. World Health Organization Technical Report Series, 2000, 894：25l-253.

[2] SHAIKH S, JONES S MITH J, SCHVLZE K, et a1. Excessive Adiposity at Low BMI levels Among Women in Rural Bangladesh [J]. Journal of Nutritional Science, 2016, 5：e11.

[3] Who Expert Consulation. Appropriate Body Mass Index for Asian Populations and its Complications for Policy and Intervention Strategies [J]. Lancet, 2004, 363：157-163.

[4] 中华医学会内分泌学分会肥胖学组. 中国成人肥胖症防治专家共识 [J]. 中华内分泌代谢杂志, 2011, 27 (9)：711-717.

第二节　　　　肥胖的流行病学

　　肥胖患病率在全球范围内呈流行趋势，已成为全球重大公共卫生问题之一。早在 20 世纪中叶，卫生行政部门就已意识到肥胖可能带来的健康和社会问题，肥胖会使预期寿命缩短 6~7 年，1990 年 WHO 将其列为导致人口死亡和伤残调整寿命年的 5 大影响因素之一。2013 年，中国因肥胖直接、间接死亡人数约 64 万，占总死亡数 7%。肥胖被证实与全球近 4% 的恶性肿瘤发病相关，同时增加了罹患 200 多种慢性病如 2 型糖尿病（type 2 diabetes，T2DM）、高血压、高血脂等的风险。

　　但截至目前，几乎没有任何一个国家肥胖患病率有下降的趋势。因此，研究肥胖流行病学特征，可为慢性病防治工作的规划与制订提供科学的理论依据。

（一）全球肥胖大流行有哪些特征？

　　全球肥胖大流行始于 1995 年，到 2014 年全球已有超过 6 亿人肥胖，19 亿人超重。仅仅时隔两年，2016 年全球肥胖人口增加了将近 1 亿。基于全球 88% 的人口样本进行预测，到 2025 年全球每 5 个成年人中就有 1 人患肥胖症。

　　虽然肥胖发病率在全球范围呈上升趋势，但依然存在显著的地域差异。半个世纪以来，在南亚、东南亚、加勒比海和拉丁美洲南部地区的人群 BMI 增长明显，而东欧地区近 40 年没有显著增加。不同国家 BMI≥30 的发病率也截然不同，从日本 3.7% 到美国 38.2% 相差了近 10 倍。世界主要国家中，2015 年欧美国家的肥胖率最高，美洲地区超重和肥胖的患病率分别达64.2%、28.3%，欧洲地区也达到了 59.6%、22.9%。同一国家不同地区的肥胖发生率也存在较大差异，美国肥胖发病率在西部和东北部最低，而南部则最高。

从全球人口统计学层面来看，女性肥胖较男性多。2014 年全球成年男性肥胖率（BMI≥30.0）为 10.8%，而成年女性达到 14.9%。2016 年全球肥胖成年男性人数为 2.81 亿，成年女性达到 3.9 亿。各地区肥胖人群的性别构成存在差异，北美地区 BMI≥30 成年男性占男性总人数的 30%，BMI≥30 成年女性占女性总人数的 23%；欧洲和地中海地区国家男女肥胖比例基本一致，占总人口 22%~23%；非洲、东南亚地区女性肥胖率大约是男性的 2 倍。

随着流行病研究的深入，特殊人群的肥胖问题更值得关注。1980—2020 年，全球儿童和青少年肥胖率以惊人的速度增长，男孩从 0.7% 增加到 5.6%，女孩从 0.9% 增加到 7.8%，全球共约有 5000 万女孩和 7400 万男孩存在肥胖问题，另有 2.13 亿儿童和青少年处于超重范围。儿童超重的最大风险因素是母亲妊娠期肥胖，2014 年全球估计有 400 万孕妇超重，因此降低妊娠期肥胖率是控制儿童肥胖的前提。随着全球老龄化的不断发展，高龄患者的肥胖问题也日益凸显，在欧美国家尤为突出，2010 年美国 65 岁以上人口有 1/3 被诊断为肥胖，2005—2013 年欧洲年龄大于等于 50 岁的人群超重率达到了 60%，预计 2050 年全美老年性肥胖人口将达到 8850 万。

（二）中国有哪些肥胖问题？

中国的肥胖发病率增长迅速，2013—2014 年中国成年人总体肥胖率达 14.0%，2016 年中国的净肥胖人口已经超过了美国，达到了约 6000 万人，居世界首位。国务院公布的《中国居民营养与慢性病状况报告（2020）》显示，我国 18 岁及以上居民超重和肥胖率分别为 34.3%、16.4%，超重肥胖率已经超过 50%。

我国幅员辽阔，具有饮食、地域和文化多样性，各地区超重和肥胖率差异较大。2012—2015 年，北京超重率最高，是广西的 2.8 倍；天津肥胖率最高，是海南的 9.4 倍，南北梯度明显；东北和西北地区患病率较高，东南部地区患病率较低。1991—2015 年，虽然城市地区的超重、肥胖的患病率均高于农村地区，但农村地区的发病率增加迅速，2015 年已经基本趋于一致，在不久可能会出现扭转。

与全球肥胖流行病趋势相比，我国超重和肥胖人群的性别构成差异不大。2012—2015 年男女超重率分别为 29.0%、26.5%，肥胖率分别达 5.4%、5.6%，两性之间的肥胖发病率基本一致。

儿童、青少年肥胖问题在我国同样日趋严重，2011—2015 年我国儿童超重率为 11.7%，其中男生达到 14.4%，女生达到 9.1%；城市儿童超重率在 2001—2005 年达到 16.1%，农村儿童在 2006—2010 年达到 12.3%，但城乡差距在不断缩小。在儿童、青少年生长发育的不同阶段，发病率也存在差异，婴儿期、学龄期、学龄前、青春期的超重检出率分别为 11.7%、9.7%、5.6% 和 8.2%。《中国居民营养与慢性病状况报告（2020）》显示，我国 6~17 岁儿童青少年超重/肥胖率为 19%，6 岁以下儿童达到 10.4%。母亲孕前及妊娠期肥胖是导致儿童肥胖的主要原因，2012 年我国 25~34 岁孕前肥胖的总体发生率为 19.4%，其中孕前超重率为 17.0%，孕前肥胖率为 2.4%。随着我国人均寿命的增加，老年性肥胖人数也迅速增长，2014 年我国老年人的超重率和肥胖率已达 41.6% 和 13.9%。我国特殊人群的肥胖问题同样亟须社会更多的关注和干预。

在流行病学层面，学术界对肥胖及代谢病的发病原因、致病机制、诊疗防控方法有了更深入的认识，世界各国也根据国情相继制订了防控目标计划。2016 年中国提出了"健康中国 2030"计划，其最终目标是到 2030 年达到与发达国家相同的健康标准，其中就包括减少肥胖。从目前的流行病趋势观察，降低我国超重和肥胖患病率仍是一项任重道远的工作，亟待全社会的努力和参与。

（汪　永　贾犇黎）

参考文献

［1］KRUSCHITZ R, LIEBMANN S J W, LOTHALLER H, et al. Evaluation of a Meal Replacement-based Weight Management Program in Primary Care Settings According to the Actual European Clinical Practice Guidelines for the Management of Obesity in Adults ［J］. Wiener Klinische Wochenschrift, 2014, 126（19-20）：598-603.

［2］曾新颖，李镒冲，刘世炜，等. 1990 与 2013 年中国 15 岁以上人群归因于高 BMI 的死亡分析 ［J］. 中华预防医学杂志，2016，50（9）：776-781.

［3］ZHANG X, ZHANG M, ZHAO Z, et al. Geographic Variation in Prevalence of Adult Obesity in China: Results From the 2013-2014 National Chronic Disease and Risk Factor Surveillance ［J］. Annals of Internal Medicine, 2020, 172（4）：291-293.

［4］MA S, XI B, YANG L, et al. Trends in the Prevalence of Overweight, Obesity, and Abdominal Obesity Among Chinese Adults between 1993 and 2015 ［J］. International Journal of Obesity 2021, 45（2）：427-437.

［5］ZHANG L, WANG Z, WANG X, et al. Prevalence of Overweight and Obesity in China: Results from a Cross-sectional Study of 441 Thousand Adults, 2012-2015 ［J］. Obesity Research & Clinical Practice, 2020, 14（2）：119-126.

第三节　　　　肥胖的病因

肥胖是一种由于营养代谢调节紊乱而发生的复杂疾病，它不仅给大家带来了诸多的烦恼，而且也是医学界多年来探索的科学之谜。造成肥胖的原因纷繁复杂，目前普遍认为，肥胖是由遗传易感性、自然环境、人类行为及社会政策等多种因素之间相互作用导致能量失衡造成的。

尽管肥胖症的机制仍不完全清楚，对大多数肥胖者而言，遗传种族因素、膳食结构改变、体力活动减少、神经精神因素、长期熬夜、长期使用药物、环境因素、社会因素等导致的人体能量失衡是造成肥胖的主要原因，内分泌失调、高胰岛素血症、甲状腺功能减退、肠道菌群紊乱、褐色脂肪组织分布异常、下丘脑垂体病变等因素也不同程度地影响了肥胖的发生和转归。

（一）遗传种族因素有哪些？

现实生活中，常发现肥胖者的父母及其同胞兄弟姐妹也存在肥胖问题，流行病学调查表明肥胖具有代代遗传的家庭发病倾向。

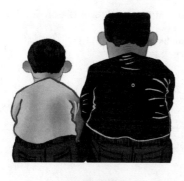

■ **肥胖遗传**

从基因遗传学的角度来看，肥胖分为单基因肥胖和多基因肥胖。单基因肥胖的特点为很容易产生早发性极度肥胖，相同的基因在成长和发展等阶段都不同，且随着社会环境和生物技术变化，基因的表型也会发生变化。肥胖基因变异会导致食欲刺激素即胃饥饿素水平升高，同时改变大脑对胃饥饿素的反应方式和食物的印象，从而导致肥胖者更加"胃口大开"。从多基因肥胖来看，多个基因互相影响互相作用，它们并不直接引起肥胖，而是增加个体脂肪堆积的倾向从而导致肥胖的产生。

肥胖的遗传指数很高，当前人类体内大约有 825 个肥胖相关基因，德国爱森大学西伏特教授发现，并不是所有女性都有这些基因，而那些体内含肥胖基因较多的女性即使与别人摄入同样多的食物，体重也比别人重得多，并且生育以后身材的恢复也比别人缓慢。

随着研究的深入，第一个被人类发现的脂肪因子瘦素（也是体重和能量消耗的调节因子），在生理情况下既可以抑制胰岛素（regular insulin，RI）分泌，同时具有抗脂肪变性、降低体重、抑制食欲和增加能量消耗等生理作用。

脂联素是迄今为止发现的唯一的当脂肪组织容量增加其血浓度反而降低的脂肪细胞因子，具有增强胰岛素敏感性、促进游离脂肪酸氧化和增加葡萄糖的摄入等"保护性"生理效应，可以影响能量的摄入、代谢，从而影响体重的变化。

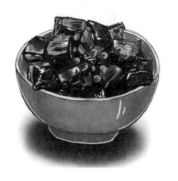

■ 猪肉煲

肥胖症的流行不仅是成人的问题，而且在儿童及青少年中也急剧增加，越来越多超重的儿童及青少年在其成年后更容易处于肥胖状态。

（二）膳食结构因素很重要吗？

在影响肥胖的众多因素中，膳食因素伴随终身。随着中国经济的发展，人们的膳食结构也发生了显著改变。2004 年中华人民共和国卫生部（简称"卫生部"）发布的《中国居民健康与营养现状》报告数据显示，2002 年城市居民每人每天油脂消费量由 1992 年的 37g 增加到 44g，脂肪供能比达到 35%，超过 WHO 推荐的 30%；同时，我国城市居民的膳食结构也不尽合理，畜肉类及油脂消费过多，谷类食物消费偏低，其供能比仅为 47%，明显低于 55%~65% 的合理范围。长期以油脂类、畜肉、食盐等食物为主的"高脂高盐"膳食和以面粉、大米为主的"主食模式"膳食与我国超重率和肥胖率升高密切相关。

能量摄取和消耗失衡是导致肥胖的重要原因之一。WHO 和国际营养学界建议膳食纤维摄入量每人每天 25~35g，联合国粮农组织建议正常人群摄入量为每人每天 27g，而中国居民膳食纤维呈下降趋势，每人每天仅13g，远低于《中国居民膳食指南》的标准。

（三）有哪些体育活动因素？

很多人不爱运动，每天下班回到家喜欢坐着，时间久了导致体内脂肪堆积，从而引发肥胖。体育锻炼行为是指有计划重复进行的并结合自然的以发展身体、增强体质、娱乐身心、丰富文化生活为目的的身体活动行为。很多主观原因影响了体育锻炼行为，包括没养成良好的健身习惯、缺乏健身意识、缺少锻炼的兴趣、工作负担重、身心疲惫、怕人讥笑、无人组织指导、缺乏支持和示范，以及担心儿童碰伤而减少体育活动等；客观的影响因素主要有场地设施不够、活动项目不合适、缺少锻炼伙伴、掌握知识技能的程度低和身体素质低下等。

①运动强度和运动量不足不仅造成能量消耗的减少，而且还会造成糖耐量低下，诱发肥胖。特别是学龄期儿童作业过多、运动时间太少、拥挤的校园与玩伴的缺乏等，都使儿童缺乏运动锻炼的时间和空间。健康知识缺乏、肥胖意识淡漠或者重视不足都会影响人们参加体育运动的频度和强度，父母和同龄人的活动方式可影响儿童对体育活动的兴趣和参与度，其中父母和子女共同参加活动对青少年活动的影响最为显著。

②教育部门对体育考核的要求偏低，导致社会和学校对体育运动教育

的重视不足。同时，学校内部和周边副食品商店、小摊贩为学生对食品选择的多样化及食品购买渠道的便利化创造了客观条件，而家长对孩子营养方面投入的增加使之营养过剩成为可能。

③人们患有不便运动的疾病时，稍加活动就会使病情加重。例如，患有哮喘病、严重肺气肿、肺源性心脏病等，另外严重的脊柱疾病、下肢骨骨折等情况也无法正常活动，无法实现营养消耗最终导致肥胖。

④快餐店的密度与超重肥胖呈正相关。我国快速增长的外卖平台改变了人们的食品购物习惯，它既节约了时间，就餐又方便且价格低廉；其烹饪方式一般以油炸为主，增加了脂肪等食物的可及性和可获取性；省去了出去吃饭、购物往返的运动，节约了烹饪和洗碗等劳动，因而大大减少了人们的身体活动而增加了肥胖的风险。

⑤虽然我国经济发展迅猛，但运动场所的配置仍远远低于需求，包括社区健身路径、商业健身场馆及户外体育运动场所等；加之运动理念尚未深入人心，电脑及网络信息化的普及，静坐少动的生活方式使得六成以上的青少年将余暇活动都安排在室内，手机、电脑、ipad 代替了户外运动，这些均不利于养成健康、科学的运动习惯。

（四）神经精神因素有何影响？

我们身边有一些人由于生活压力大或者心情低落，如有些孩子换了生活环境、父母离异了或者父母病故，此时他们常常会通过暴饮暴食来发泄负面情绪。情绪化进食虽然使患者缓解了自身的负面影响，但由此产生的过量摄入极易引起肥胖。

研究发现，神经系统与下丘脑控制着人体的多项功能活动。下丘脑存在着两对与摄食行为相关的神经核，一对为饱中枢，另一对为饥中枢，二者相互调节、制约，对机体进行精密的摄食调控。下丘脑血脑屏障相对薄弱，这一特点使血液中多种生物活性因子易于向该处移行，从而对摄食行为产生影响。当下丘脑发生感染、创伤、肿瘤等病变时，饱中枢破坏而饥中枢功能相对亢进导致贪食，引起肥胖。

此外，精神因素常影响食欲。当精神过度紧张而交感神经兴奋或肾上腺素能神经受刺激时，食欲受抑制；当迷走神经兴奋而胰岛素分泌增多时，食欲常亢进。以色列《国家科学院院刊》的一份研究报告中提到了一种在压力情境下生成尿皮质素（UCN3）蛋白质的基因，这种蛋白质可增进人们的食欲，影响人们的饱腹感和身体应用胰岛素的方式。科学家还发现，精神压力能激活一种影响代谢和有助于摄取糖分及油脂的"贪吃基因"，让人们对甜食和油腻食品食欲大开。

（五）长期熬夜会有什么后果？

昼夜节律基因多态性及睡眠不足可能与肥胖易感性有关。

①"倒班制度"广泛存在于我国各行各业中，长期熬夜与肥胖风险相关，而且随着夜班持续时间的增加，肥胖患病风险也有增加趋势。生物钟的改变可引起生物节律紊乱，损害胰岛细胞敏感性从而影响糖代谢进程，促进肥胖、糖尿病等代谢性疾病的发生；夜班族到半夜时会出现饥饿感，此时胃肠蠕动处于活跃状态，进食欲望强，需通过吃零食或者夜宵来缓解饥饿感，吃得离睡眠时间太近还容易积累未使用的热量，长期慢慢蓄积导致肥胖；长期熬夜使白天过度嗜睡，体力活动减少，长此以往最终导致肥胖。

②总睡眠时间减少、睡眠质量差及睡眠障碍都会增加人体 BMI。睡眠不足从以下几个方面影响人类健康：失眠使生长激素分泌减少，睡眠期间人体的新陈代谢会下降大约 10%，使得人体过剩的能量转变为脂肪；缺乏睡眠可抑制瘦素分泌，大脑会认为你还没吃饱，进而刺激分泌饥饿素而增

加食欲；增加人体生理压力，导致人体炎症的产生，造成水肿和体重增加。美国一项胰岛素抵抗试验发现睡眠时间越短，肥胖儿童胰岛素抵抗发生频率越高。据美国《睡眠》杂志介绍，睡眠不足的孩子体重增加比例均高于同龄的睡眠充足者，前者肥胖的概率平均比后者高 58%。数据显示，4～11 个月大的婴幼儿睡眠不足 12h，肥胖风险提升 40%；3～5 岁儿童睡眠不足 10h，肥胖风险增加 57%；6～13

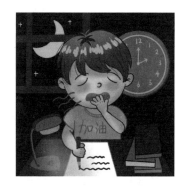

■ 长期熬夜

岁孩子睡眠不足 9h，肥胖风险增加 123%；14～17 岁少年睡眠不足 8h，肥胖风险增加 30%。

（六）长期使用药物后身体会有何变化？

药物都有副作用，特别是长期或大量服用某些药物后可能会导致肥胖。

①雌激素及含雌激素的避孕药等同样也会使女性发胖，主要是雌激素能使人食欲增加，促进水分和脂肪的潴留。社会上流行的部分含激素的保健品在停用后即可出现反跳现象，使身体更加肥胖。

②长期服用抗生素会影响胃肠菌群，损伤肠道益生菌，影响体内激素水平，让人更容易产生饥饿感，从而使服药者容易发胖。

③用于治疗结核的导烟肼等药物通过对下丘脑产生作用，使人的食欲增加。

④对于睡眠质量差或者难以入睡的人来说，常常会选择安眠药，长期服用会直接对人体内的类固醇激素产生影响，导致不同程度的肥胖。

⑤所有抗精神病药物均可引起人体不同程度的体重增加。

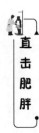

（七）环境能影响肥胖吗？

科学家们认为，肥胖与人们所处的环境密切相关。肥胖发生的因素中环境因素远比遗传因素重要，所谓的"致肥环境"是指促进过多的不健康食品摄入和阻碍身体活动的环境，包括社会环境、食品环境、自然环境、空气污染、粉尘、噪声等。

①我们一致认为社会环境是导致肥胖症的主要危险因素之一，缺乏社会支持的儿童，特别是父母和朋友的情感、信息、评价等，经常会出现情绪化饮食、焦虑等负面情绪、暴饮暴食和相应的体力活动减少等，这些不良行为都可能导致儿童体重增加。

②食品环境一般通过宏观和微观两个层面对肥胖产生不同程度的影响。宏观层面主要通过评估菜市场、连锁超市、快餐店及便利店等购物场所的密度、距离、多样性及可达性来判断食物种类的覆盖面，低收入和服务不全的社区内很少出售健康食品，从而导致家里高脂肪食品的储备大大增加；在便利店和杂货店并存且没有超市的地区肥胖患病率是最高的，而在只有超市的社区里其肥胖率最低。微观层面主要是通过食品价格、货架空间布置等因素影响消费者对食物的选择。

③自然环境中白昼时间偏长地区居民的褪黑激素水平较低，会使人体内脂肪增加而导致超重、肥胖。随着纬度的升高和海拔的降低，儿童及青少年肥胖检出率有增高趋势。高纬度的寒冷天气使他们的室外活动受限，新陈代谢变慢，同时需要高热量食物来补充身体所需的热量；环境温度与肥胖之间存在正相关性，人体处于19℃的低温环境下2h后，就会启动棕色脂肪燃烧白色脂肪，燃脂速度大大增加。目前全球气候趋于变暖，再加上暖气、空调等取暖工具的逐渐普及，人体棕色脂肪水平有下降趋势。另外，夏季有空调、电扇等制冷电器，出汗减少的同时热量消耗也减少，致肥

概率也会随之上升。如果人们长期暴露在高温环境下，机体为了维持体温恒定，会减少棕色脂肪组织的活动，从而减少机体耗能，更易诱发脂肪堆积。

④自 WHO 启动"健康城市"项目以来，人们越来越关注空气污染对健康的影响。空气污染不仅影响居民的生活品质，同时也严重危害了大众健康。空气污染通过诱发新陈代谢紊乱，影响血脂代谢导致脂肪囤积；使人体产生炎症反应导致血管损伤和胰岛素抵抗；空气污染还影响睡眠时间和睡眠质量，导致瘦素分泌减少；与此同时，当天气预报播报了关于雾霾的消息后，人们对参加户外骑行、步行和跑步的意愿会随之下降，还会通过影响居民对交通工具的选择而影响交通性体力劳动，最终导致肥胖。

⑤粉尘、噪声等职业危害也会导致肥胖。粉尘激活人体过氧化物酶增殖物激活受体 γ（PPAR-γ）蛋白，从而促进脂肪细胞的生长，同时降低人体的新陈代谢；噪声引起人体皮质醇分泌水平的升高与睡眠问题，会增加肥胖的风险。

（八）社会因素的比重有多大？

社会因素在导致肥胖的原因中所占比重越来越大。社会地位提高、应酬需求、社会压力增加成了肥胖的罪魁祸首。纵观国内外，饮食行为、社会经济、文化观念、家庭境况、学校教育、文化程度等对人体的体重和健康状况都有着重要且深远的影响。

WHO 指出，人的健康和寿命 60% 取决于生活习惯。饮食行为是指人们习惯性的摄食活动，包括食物的选择和购买、食用频度、食用数量、食用方式和饮食场所等，是决定人们膳食结构的主要因素，直接影响人体的营养及健康状况。常见的不良饮食行为主要有暴饮暴食、吃饭速度快、吃西式快餐、吃甜点、吃夜宵、点外卖、吃路边摊、频繁喝软饮料、高能零食等。

①大卫·巴克（David Barker）认为肥胖与生命发育早期的经历密切相关，即从母亲受孕开始至 2 周岁，此阶段的生长环境是影响儿童肥胖的重要危险因素。进食习惯通常是在人的婴儿期和儿童期形成的，并会延续到一生。科学家们发现，用奶瓶喂养时给予固体食物或高脂饮食过早，因其营养能量远远不如母乳，导致小儿吃得更多才能满足需要，产生过多脂肪。

②随着现代食品工业的发展，种类繁多的各类饮料、甜点、糖果和零食的生产和销售，经常吃快餐的儿童日摄入热量远远高于很少吃快餐的儿童。

③进食速度过快也是诱发肥胖的隐患。能量缺乏会使人体产生饥饿感，进而刺激饥饿中枢使人体产生进食欲望。从进食后食物的重量作用到胃底压力感受器再将饱食感觉反射至大脑皮质大约需要 20min，如果在 20min 之内胃底压力感受器兴奋信号没有传入大脑皮质，就会使过量的食物进入胃内造成肥胖。

④边吃饭边刷手机是一个非常常见的坏习惯。吃饭的注意力被手机吸引，对于饥饱的感知程度低，可能不知不觉地就吃多了。此外，不吃早餐容易肥胖，经过一夜的休整，人体从早晨开始启动一天的活动，不按时吃早餐的人为了维持活动所需，到了晚上会容易有饥饿感，甚至还会吃夜宵，久而久之，人会发胖。

⑤晚餐吃得太饱使额外摄入的热量不容易消耗，积存在体内导致肥胖，还会破坏生物钟，使人失眠，造成恶性循环。

⑥对喜好在强光下就餐的人而言，在光线较强的情况下食物的颜色通过视觉神经刺激饥饿中枢，消化腺分泌消化液，胃肠蠕动增强食欲增加。

⑦长期大量摄入性质寒凉的食物使胃肠道的肌肉松弛，管腔增大，吸收功能紊乱或者变缓，最终腹壁脂肪层增加造成梨形肥胖。

⑧经常外出就餐与肥胖有关。在外就餐的膳食特点主要是提前准备好

的速成食品，人们常常因无法控制荤素搭配或者不知道哪些食物里的饱和脂肪酸较多等原因盲目进食而造成肥胖；中国有"无酒不成席"的风俗，有些地区还有补菜的不良习俗，这些对身体健康极为不利。

⑨长期大量饮酒者、吸烟者都易罹患肥胖症。嗜酒者的肝脏在解酒过程中需要大量葡萄糖的参与，因此需要大量食物摄入；酒精还通过抑制脂质氧化过程，促使未氧化脂质积聚于腹部脏器，同时可增强食欲，减弱糖异生作用，增加肥胖风险；酗酒导致的体力活动下降、饮食结构紊乱，同时可刺激脂肪肝的发生，进一步催化了肥胖问题的出现。香烟中的尼古丁具有短时间内提高神经系统兴奋的作用，因此吸烟者的能量需求更加旺盛，从而摄入更多的食物而导致肥胖；长期过量吸烟者会养成不健康的饮食习惯、减少体力活动、诱发个体心理问题等。

⑩家庭是社会的细胞，也是影响青少年体重状况的重要环节之一。在社会经济、人口指标中，父母文化程度、婚姻状况、家庭收入、成员结构、生活质量、成员之间关心程度、是否为独生子女等对青少年的健康体重都有影响。

A. 在众多影响因素当中，母亲文化水平对青少年肥胖的影响最大。美国一项研究发现，母亲的低收入和低受教育水平会导致肥胖。

B. 性别影响。总的说来，女性较男性更可能肥胖，贫穷妇女肥胖的可能性是贫穷男子的2倍；相反，富有的妇女肥胖的可能性小于富有的男子，但富有的男子明显比低收入的男子更可能肥胖。

C. 在单亲家庭中，由于家长对子女关注的缺失，让单亲青少年更容易出现体重失控；独生子女家庭对孩子的关注度过于集中，将培养投入全集中在一个孩子身上，不科学的培养理念加上良好的经济条件和物质基础势必给独生子女体重超标埋下高风险的种子。

D. 家庭经济较好、家长健康教育缺失都是创造我国青少年肥胖的温床。年轻父母常由于工作忙碌、家庭离异等原因导致"隔代亲"现象非常广泛。一直以来，祖辈们盲目地认为孩子胖些可爱，对孙辈的营养补充特别关注，更容易促使青少年养成不良的饮食及运动习惯。

E. 儿童肥胖的危险因素与看电视时间过长有关，看电视时间越多的儿童，肥胖率越高。

（九）其他因素都有何影响？

除了以上影响因素以外，内分泌失调、多囊卵巢综合征、甲状腺功能减退、肠道菌群紊乱、高胰岛素血症、褐色脂肪组织分布异常、痛性肥胖、脑性肥胖、下丘脑垂体病变、库欣综合征等众多因素也不同程度地影响了肥胖的发生和转归。

①内分泌失调和肥胖是互为因果的关系。肥胖后人体的内分泌系统发生了一系列改变，反过来又会进一步加重肥胖。内分泌系统通过分泌各种激素来实现对有机体的控制和调节。

②雌激素功能广泛，也参与了糖代谢和脂肪代谢。绝经后的女性雌激素显著减少，导致人体的基础血糖和血浆胰岛素水平均高于绝经前，而糖耐量水平呈下降趋势，明显增高了腹部皮下和内脏脂肪组织的面积，直接导致了肥胖。

③甲状腺激素可调控人体的新陈代谢。甲状腺功能减退症的主要表现是体内甲状腺激素分泌不足，导致细胞内液增多，微血管漏出的蛋白质增加，体液大量潴留在机体内，导致黏液性水肿、体重增加。

④近年来高胰岛素血症在肥胖发病中的作用引人注目。一般认为高胰岛素血症性肥胖者的胰岛素释放量约为正常人的 3 倍，胰岛素有显著的促进脂肪蓄积作用，进而引发了肥胖。

⑤异常褐色脂肪组织是近几年来才被发现的一种脂肪组织，分布范围有

限，仅分布于肩胛间、颈背部、腋窝部、纵隔及肾周围，其外观呈浅褐色，细胞体积变化相对较小。在功能上它是一种产热器官，即当机体摄食或受寒冷刺激时，褐色脂肪细胞内脂肪燃烧，从而决定机体的能量代谢水平。

⑥产后肥胖是因妊娠使身体内部突增大量脂肪，造成体重急剧上升，从而引发的肥胖。许多女性在生育过程中可能会引起下丘脑性腺功能暂时性紊乱及代谢失衡，产后生活方式的改变也会导致身体不能再如以往那样正常地分解代谢脂肪，使脂肪堆积产生肥胖；妊娠期部分女性日趋变大的子宫对循环系统造成的压力一定程度上阻碍了静脉血液回流，一朝分娩后，大量体液在短时间内被人体吸纳，导致身体臃肿；有些女性在妊娠期和哺乳期会出现焦躁、忧虑等不良情绪，这在一定程度上会导致新陈代谢紊乱，脂肪逐步堆积。

⑦研究表明，肠道菌群失调与肥胖也密切相关。肠道菌群可通过调节饮食中的能量摄取、调节能量相关的肠道肽类分泌和脂肪储存等多种方式参与肥胖的发生发展。微生物产生的某些短链脂肪酸是肥胖的一个重要因素。肠道菌群可降解宿主小肠中不能消化吸收的物质，产生短链脂肪酸，通过肠-脑轴调节能量平衡；高热量饮食经过初步降解后进入肠道，在微生物的作用下会产生大量醋酸盐，激活副交感神经系统，在给胰岛发出分泌胰岛素的指令的同时也给胃发出分泌饥饿素的指令。肠道微生物的失衡会让肥胖患者陷入"恶性循环"，使肠道中有益的厌氧菌减少，长此以往促使已经发生菌群失调肥胖症患者的炎症状态继续恶化，从而加重肥胖。

⑧孩子肥胖还缘于父母的一些错误观点。有人认为小时候胖一点没关系，大了长高后体重就会正常。不少年轻父母认为，养一个胖胖的孩子，自己脸上才光彩；还有人认为少吃脂肪就可以预防孩子发胖，他们觉得含热量少的食物多吃点也没关系，结果不仅没能减肥，反而增加了体重；更有家长们认为，自己小时候吃苦太多，现在条件好了，尽量不让孩子吃

苦，除了学习什么都不让孩子干，加之很多家长对孩子过度溺爱，孩子的要求尽量满足，尤其在食物方面，给孩子过多地摄入高热能食物，这样的错误观念造成了越来越多的肥胖儿童。

⑨库欣综合征是肾上腺皮质功能亢进、皮质醇分泌过多导致的，表现为脸、脖子和身体肥大，但四肢脂肪不多；胰源性肥胖多为全身性肥胖，由于胰岛素分泌过多，代谢率降低，脂肪分解减少而合成增加；脑垂体病变则因为腺垂体分泌过多生长激素导致全身骨头、软组织、内脏组织增生和肥大；下身肥胖症的病因多是健身运动不够或者不科学。

⑩痛性肥胖症是少见的病因不明的自主神经系统疾病，表现为躯体某些部位皮下脂肪异常堆集，并伴有该部位自发性疼痛，多有家族史。皮尔塔（Pimenta）等研究证实，该病可能与代谢障碍有关，因异常脂肪堆积影响皮神经而引起局部疼痛，也可因皮神经变性而导致痛觉减退。

⑪近年有学者提出"免疫代谢"学说。过量的脂肪细胞可引起慢性低度炎症，进而导致脂肪组织在肝脏、胰脏、骨骼肌等异位沉积及胰岛素抵抗。因此，慢性低度炎症状态是肥胖的重要病理生理机制。

（邵　永　姚立彬　洪　健）

参考文献

［1］BELEN M F, RAUL F, ESTHE L G, et al. Socioeconomic Deferminants of Sarcopenic Obesity and Frail Obesity in Community-dwelling Older Adults. The Seniors-enrica Study ［J］. Scientific Reports, 2018, 8 (1)：10760-10766.

［2］LUNSKY I O, MEYRE D. Decording Mendelian Obesity ［J］. Current Opinion in Endocrine and Metabolic Research, 2018, 4 (2)：21-28.

［3］MAN K, KUTYAVIN V I, CHAWLA A. Tissue Immunometabolism：Development, Physiology, and Pathobiology ［J］. Cell Metabolism, 2017, 25 (1)：11-26.

肥胖是体内脂肪积累过多和分布异常造成的一种疾病状态，其临床诊断主要依赖身体外部特征的测量或者人体成分分析。身体外部特征的测量简单易行，但准确性偏低；人体成分分析准确性虽高，但成本高、使用复杂，临床应用时可根据实际情况选择多方法联用。

身体外部特征测量主要包括 BMI、腰围及皮褶厚度等，其中 BMI 及腰围测量最为常用。目前，国内常用的成人肥胖诊断标准主要参考卫生部疾病控制司 2003 年发布的《中国成人超重和肥胖症预防控制指南》，而学龄儿童及青少年肥胖主要参考中华人民共和国国家卫生和计划生育委员会 2018 年发布的 WS/T 586—2018 卫生行业标准《学龄儿童青少年超重与肥胖筛查》。国际上肥胖的诊断主要依据 WHO 诊断标准，包括成人及学龄前儿童青少年。

（一）肥胖的 BMI 如何诊断？

虽然依据 BMI 判定肥胖有一定缺陷，尤其对于肌肉含量较高的个体，但其计算简单，使用方便，被世界范围内广泛接受并作为最常用的肥胖诊断指标。

◆ **成人超重与肥胖的 BMI 诊断标准**　　　　　单位：kg/m²

	中国标准	WHO 亚太人群标准	WHO 非亚太人群标准
体重过低	<18.5	<18.5	<18.5
正常范围	18.5~23.9	18.5~22.9	18.5~24.9
超重	24.0~27.9	≥23.0	≥25.0
肥胖前期	—	23.0~24.9	25.0~29.9
肥胖	≥28.0	≥25.0	≥30.0
一级肥胖	—	25.0~29.9	30.0~34.9
二级肥胖		≥30.0	35.0~39.9
三级肥胖		—	≥40.0

◆ **6~18 岁学龄儿童青少年性别年龄别 BMI 筛查超重与肥胖界值**

（WS/T 586—2018，单位：kg/m²）

年　龄 （岁）	男　生 BMI		女　生 BMI	
	超　重	肥　胖	超　重	肥　胖
6.0~	16.4	17.7	16.2	17.5
6.5~	16.7	18.1	16.5	18.0
7.0~	17.0	18.7	16.8	18.5
7.5~	17.4	19.2	17.2	19.0
8.0~	17.8	19.7	17.6	19.4
8.5~	18.1	20.3	18.1	19.9
9.0~	18.5	20.8	18.5	20.4
9.5~	18.9	21.4	19.0	21.0
10.0~	19.2	21.9	19.5	21.5
10.5~	19.6	22.5	20.0	22.1

年 龄	男 生 BMI		女 生 BMI	
（岁）	超 重	肥 胖	超 重	肥 胖
11.0~	19.9	23.0	20.5	22.7
11.5~	20.3	23.6	21.1	23.3
12.0~	20.7	24.1	21.5	23.9
12.5~	21.0	24.7	21.9	24.5
13.0~	21.4	25.2	22.2	25.0
13.5~	21.9	25.7	22.6	25.6
14.0~	22.3	26.1	22.8	25.9
14.5~	22.6	26.4	23.0	26.3
15.0~	22.9	26.6	23.2	26.6
15.5~	23.1	26.9	23.4	26.9
16.0~	23.3	27.1	23.6	27.1
16.5~	23.5	27.4	23.7	27.4
17.0~	23.7	27.6	23.8	27.6
17.5~	23.8	27.8	23.9	27.8
18.0~	24.0	28.0	24.0	28.0

注：凡 BMI 大于或等于相应性别、年龄组 "超重" 界值点且小于 "肥胖" 界值点者为超重，凡 BMI 大于或等于相应性别、年龄组 "肥胖" 界值点者为肥胖。

第一章 肥胖概述

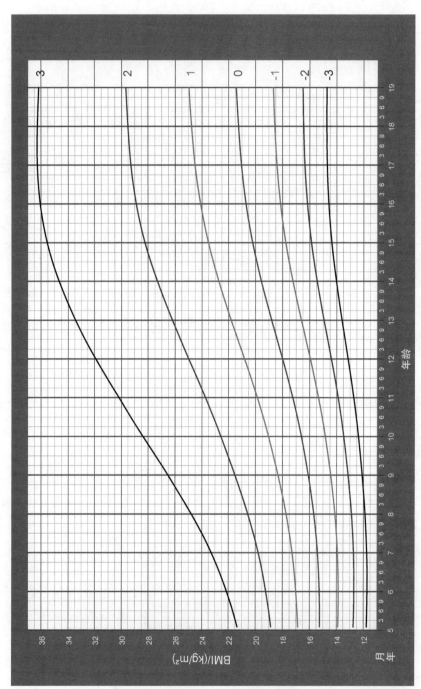

■ WHO 5～19岁学龄儿童青少年性别年龄别BMI筛查超重与肥胖界值(女)

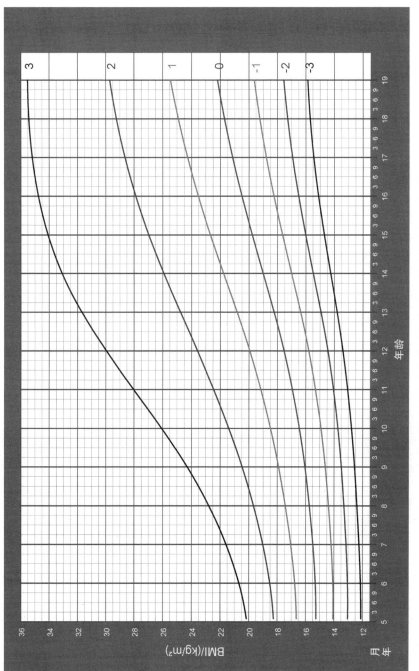

■ WHO 5～19岁学龄儿童青少年性别年龄别BMI筛查超重与肥胖界值(男)

第一章　肥胖概述

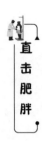

（二）肥胖腰围诊断标准是多少？

腰围测量需要患者直立，两脚分开 30~40cm，使用无弹性且最小刻度为 1mm 软尺在右侧腋中线髂骨上缘与第 12 肋下缘连线中点沿水平方向绕腹一周，要求紧贴而不压迫皮肤，在正常呼气末测量腰围，读数要求准确至 1mm。WHO 建议男性腰围大于等于 94cm、女性腰围大于等于 80cm 作为向心性肥胖的诊断标准，但这一标准主要适用于西方白种人群。针对中国人群，WHO 建议男性腰围大于等于 90cm、女性腰围大于等于 78cm 作为诊断标准。在临床工作中，WHR 亦常用于向心性肥胖诊断。臀围是指臀部的最大周径，WHO 建议 WHR 男性大于等于 0.90，女性大于等于 0.85 可诊断向心性肥胖。另外，腰围身高比大于等于 0.5 也被 WHO 建议作为向心性肥胖的诊断标准。

（三）如何进行体重测量？

■ 皮褶厚度计

Broca 公式常被用来计算理想体重，理想体重（kg）＝身高（cm）－100。国内多使用其改良公式，理想体重（kg）＝身高（cm）－105 或理想体重（kg）＝［身高（cm）－100］×0.9（男性）或 0.85（女性）。以实测体重与理想体重相比较，若实测体重相当于理想体重±10% 为正常体重，标准体重＋（10%~20%）为超重，标准体重＋20% 以上为肥胖，标准体重－（10%~20%）为营养不良，标准体重－20% 以下为重度营养不良。

（四）皮褶厚度测量怎么界定肥胖？

临床上多采用皮褶厚度计测量肱三头肌、右肩胛角下方及腹部皮褶厚度，间接推算体脂含量。由于不同人种皮下脂肪厚度不一，如美国男性为12.5mm，女性为16.5mm；日本男性为8.3mm，而女性为15.3mm。我国由于民族较多，缺乏统一的国家标准，在临床上使用相对较少。目前WHO推荐肱三头肌、右肩胛角下方皮褶厚度测量用于评估儿童的营养状态。

（五）人体成分分析包括哪些方法？

通过各种物理方法分析人体内脂肪、肌肉及水分等组织的含量，计算出脂肪的相对百分比，判断是否达到肥胖标准。通常男性体脂含量（百分比）低于25%，女性低于35%，高于上述数值可以判定为肥胖。文献报道方法多种，包括水下称重、空气置换体积描记法、液体比重测定等，但因其设备昂贵、使用复杂、准确性欠佳，故临床使用较少。目前临床上常用的人体成分分析法有生物电阻抗法、双能X线密度仪、CT及MRI等。

（梁　辉　林士波）

参考文献

[1] LORENZO D A, SOLDATI L, SARLO F, et al. New Obesity Classification Criteria As a Tool for Bariatric Surgery Indication [J]. World Journal of Gastroenterol, 2016, 22 (2): 681-703.

[2] 中华人民共和国卫生部疾病控制司. 中国成人超重和肥胖症预防控制指南 [EB/OL]. [2021-06-07]. http://www.100md.com/html/200903/2274/4247.htm.

[3] 中华人民共和国国家卫生和计划生育委员会. 学龄儿童青少年超重与肥胖筛查: WS/T 586—2018 [S]. 北京: 中国标准出版社, 2018: 8.

[4] LAURENT I, ASTERE M, PAUL B, et al. The Use of Broca Index to Assess Cut-off Points for Overweight in Adults: A Short Review [J]. Reviews in Endocrine & Metabolic Disorders, 2020, 21 (4): 521-526.

第二章

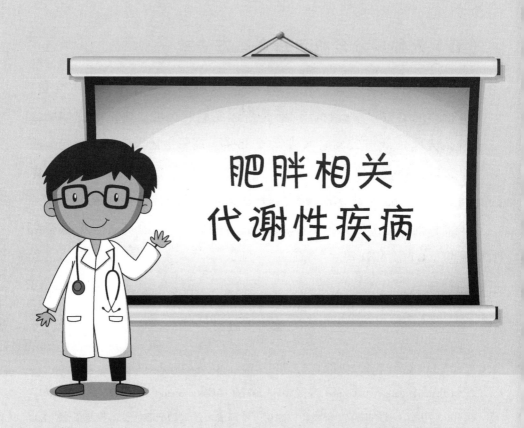

肥胖相关
代谢性疾病

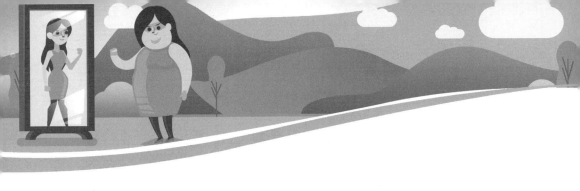

第一节　　　肥胖与糖尿病

（一）什么是糖尿病？

糖尿病是一组由遗传和环境因素复合病因引起的以慢性高血糖为特征的代谢性疾病，常常由于胰岛素分泌和/或利用缺陷所导致。长期的碳水化合物和脂肪、蛋白质代谢紊乱可引起多系统损害，导致眼、肾、神经、心脏、血管等组织器官发生慢性进行性病变、功能减退及衰竭，病情严重或应激时可发生急性严重代谢紊乱。

（二）肥胖对糖尿病的发病率有多大影响？

随着人们生活方式和饮食结构的改变，糖尿病等慢性病人数呈快速增长趋势。目前全球共有约 4.63 亿糖尿病患者，其中中国大陆地区糖尿病人群约为 1.298 亿，排名世界第一。

《中国居民营养与慢性病状况报告（2020 年）》最新公布的数据显示，成年居民超重率和肥胖率分别为 34.3% 和 16.4%，成年居民超重肥胖总和超过 50%，6~17 岁的儿童青少年接近 20%，6 岁以下的儿童达到 10%。宁光等研究发现，肥胖及其导致的胰岛素抵抗是影响国人糖尿病更重要的危险因素，约 55%T2DM 患者伴有肥胖症，因此两者之间的联系不容忽视。

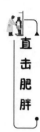

（三）肥胖与糖尿病之间是什么联系？

一项前瞻性研究证实肥胖是 T2DM 的重要危险因素，特别是腹型肥胖更容易发展成糖尿病，其病理生理学机制尚不完全清楚。目前已知由于肥胖者体脂堆积，并产生可能影响胰岛素敏感性的物质导致胰岛素抵抗和高胰岛素血症。肥胖和 T2DM 是与胰岛素抵抗相关的两种疾病，胰岛素抵抗是 T2DM 的重要基础，但并非所有的肥胖伴胰岛素抵抗的个体都会发展成糖尿

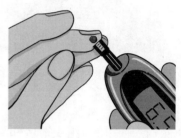

■ 测血糖

病。这是因为在胰岛素抵抗状态下，胰岛 B 细胞会代偿性增加胰岛素的分泌来弥补胰岛素作用不足，以维持正常的血糖水平。如果胰岛素抵抗同时伴有胰岛素分泌缺陷，则会导致糖尿病的发生，所以胰岛 B 细胞的功能异常可能是联系肥胖和 T2DM 的关键因素。

（四）肥胖与胰岛细胞功能有什么关系？

T2DM 的主要病理特征是胰岛素抵抗和胰岛 B 细胞功能障碍。胰岛素抵抗是肥胖发展为糖尿病的重要机制，而胰岛 B 细胞功能障碍会加速肥胖影响的胰岛素抵抗发展为糖尿病。

①研究发现，相比胰岛 B 细胞功能障碍，肥胖导致胰岛素抵抗是中国糖尿病更重要的危险因素。肥胖患者脂肪的过量贮存带来了脂肪降解的加强，脂肪降解的结果是产生大量的游离脂肪酸，游离脂肪酸的增加严重阻碍了肝脏摄取胰岛素，导致肝脏糖利用和糖原异生障碍。

②肝脏摄取胰岛素减少，直接导致循环胰岛素浓度增加，进而导致胰岛素受体表达下调，产生胰岛素抵抗。

③脂肪细胞可分泌多种脂肪细胞因子，如肿瘤坏死因子α（TNF-α）、白细胞介素-6（IL-6）、PPAR-γ、瘦素、抵抗素、脂联素等。这些细胞因子在调节能量代谢平衡方面发挥着重要作用，其分泌异常从不同层面影响胰岛素的效应，导致胰岛素抵抗。

（五）肥胖与糖尿病并发症有什么关系？

近年来，T2DM 发病率逐年升高，其慢性并发症的致死、致残率也不断增高。目前，T2DM 患者占糖尿病总数的 90% 以上，其中以超重及肥胖的 T2DM 患者为主。肥胖可通过加重胰岛素抵抗、增加细胞因子释放、分解产生脂肪酸等多种途径与 T2DM 相互作用，使糖尿病病理生理过程更加复杂，不仅加速了 T2DM 等多种疾患的进展，更加大了这一人群的管理难度。

血管病变是糖尿病严重并发症，也是最主要的致残、致死原因，可分为大血管并发症、微血管并发症。除此之外，慢性并发症还有神经系统并发症、糖尿病足等，这些也是目前管理和治疗的主要难题。研究表明，肥胖患者的血液黏度明显升高，与大血管病变的发生有明显的相关性。有人认为肥胖是增加糖尿病脑血管疾病的重要危险因素。肥胖患者胰岛素敏感性下降导致一系列代谢紊乱，从而加快冠心病的进程。糖尿病肾病与视网膜病变是常见的微血管并发症，也是终末期肾病的主要原因，而肥胖能增加这两种疾病的患病率。

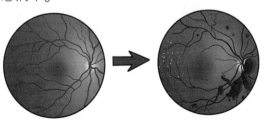

■ 视网膜病变

总之，肥胖可导致糖尿病患者出现并发症的发生率升高，临床上可叮嘱患者加强体育锻炼、控制饮食、减轻体重，从而减少并发症的发生，提高生活质量。

（六）肥胖影响糖尿病的预后吗？

肥胖不仅是糖尿病发生发展的重要因素，也对糖尿病患者生存质量产生重要影响。肥胖合并 T2DM 患者的并发症出现时间早、进展速度快，对医疗系统造成巨大负担。积极控制肥胖对肥胖合并 T2DM 患者的预后极为重要。

肥胖可显著增加糖尿病患者心血管疾病的患病风险，此类患者由于脂肪细胞功能障碍导致胰岛素抵抗及交感神经系统和肾素血管紧张素系统激活，从而引起小动脉收缩增强，心输出量增加，并最终导致高血压。糖尿病肾病是一种常见且严重的微血管并发症，一旦进入大量蛋白尿期，其恶化速度是其他肾病的 14 倍。肥胖合并 T2DM 患者不但存在严重的代谢紊乱，而且肾小球高灌注、高滤过状态更明显，且蛋白尿出现更早。一项针对广东省糖尿病患者的调查显示，BMI 增加 1 个单位，糖尿病足发病风险随之增加 1.2 倍。患糖尿病老年人更易受到病原菌感染，且重症率和病死率更高。此外，T2DM 患者的 BMI 与新型冠状病毒感染早期严重程度也相关。

（七）肥胖与糖尿病的最新进展都有什么？

肥胖和 T2DM 在世界范围内的双重流行是重要的公共卫生问题。与其他地区的人相比，亚洲人更容易在年轻时患糖尿病，且罹患糖尿病并发症的时间更长，死亡的时间也更快。

有效的体重管理可以延缓从糖尿病前期到 T2DM 的进展，并对治疗 T2DM 有益。在同样肥胖的 T2DM 患者中，适度和持续的减重已被证明可以改善血糖控制，减少对降糖药物的需求。治疗肥胖和 T2DM 还可以降低癌症风险并改善结局。减肥手术，如腹腔镜袖状胃切除术（laparoscopic sleeve gastrectomy，LSG）和腹腔镜胃转流术（laparoscopic roux-en-Y gastric bypass，LRYGB，医学上称"腹腔镜胃旁路术"）是有效的治疗方法，可以持续减轻体重并改善血糖调节，还可能减少慢性肾脏病（chronic kideny disease，CKD）的发病率和长期进展。

随着儿童肥胖症的激增，对于不适合或不愿接受手术的年轻人，极低能量饮食（VLED）提供了一种可行的替代方法，它可以减少对胰岛素等药物的需求，减轻体重，改善青少年的血糖控制进而缓解糖尿病。多项研究表明，在 T2DM 和肥胖症患者中，更严格的饮食能量限制和极低能量饮食可以显著降低糖化血红蛋白和空腹血糖，并促进糖尿病持续缓解至少 2 年。

（应长江　杨　涛）

参考文献

[1] LI Y Z, TENG D, SHI X G, et al. Prevalence of Diabetes Recorded in Mainland China Using 2018 Diagnostic Criteria From the American Diabetes Association：National Cross Sectional Study [J]. British Medical Journal, 2020, 369.

[2] 中国居民营养与慢性病状况报告（2020 年）：我国超过一半成年居民超重或肥胖 [J]. 中华医学信息导报, 2020, 35（24）：15.

[3] SMATI S, TRAMUNT B, WARGNY M, et al. Relationship Between Obesity and Severe COVID-19 Outcomes in Patients with Type 2 Diabetes：Results from the CORONADO Study [J]. Diabetes, Obesity & Metabolism, 2021, 23（2）：391-403.

[4] INAISHI J, SAISHO Y. Beta-Cell Mass in Obesity and Type 2 Diabetes and Its Relation to Pancreas Fat：A Mini-Review [J]. Nutrients, 2020, 12（12）：3846-3861.

[5] GOW M L, SHORT P A, JEBEILE H, et al. Current Perspectives on the Role of Very-Low-Energy Diets in the Treatment of Obesity and Type 2 Diabetes in Youth [J]. Diabetes Metabolic Syndrome and Obesity：Targets and Therapy, 2021, 14：215-225.

第二节　　肥胖与高血压

近年来高血压发生率呈上升趋势，全球近 10 亿人有高血压，其中发展中国家占 2/3。预计到 2025 年，15.6 亿成人将患高血压。中国腹型肥胖儿童高血压发生率（8.4%）远远高于正常体重儿童（7.9%）。肥胖也是某些临界疾病如高血压前期（收缩压 120~139 mmHg 或舒张压 80~89mmHg）的危险因素。BMI 及腰围与高血压前期的发生率有显著相关，超重及肥胖人群发生高血压前期的概率是正常体重人群的 4 倍。一项关于肥胖人群的试验中，超过一半的试验者处于高血压前期，且轻微的体重减轻即可使血压降至安全范围。

（一）什么是高血压？

高血压是最常见的慢性病之一，也是心、脑、肾疾病的主要危险因素。在未使用降压药物的情况下，非同日 3 次血压测量，收缩压大于等于 140mmHg 和/或舒张压大于等于 90mmHg，即可诊断为高血压。

（二）肥胖会导致高血压吗？

高血压是多因性疾病，普遍认为是遗传、环境等因素共同作用的结果。中国成人肥胖与高血压发病关系的随访研究结果发现，肥胖组的高血压发病风险是体重正常组的 1.16~1.28 倍。因此，肥胖是致高血压的重要危险因素。

1. 糖脂代谢紊乱后会怎样？

人体肥胖时大量的脂肪堆积会对人体有巨大的影响，脂肪会妨碍代谢功能，导致糖脂代谢紊乱，使血糖及血脂升高，血液中的物质变多，浓度升高，血压自然也就随之升高。

2. 胰岛素水平升高有哪些后果？

肥胖常伴有胰岛素抵抗问题，因为肥胖会影响胰岛素的敏感性。为了正常调节血糖，胰岛素分泌也会随之增加，此时就很容易导致高胰岛素血症而

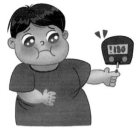

■ 糖脂代谢紊乱

增加身体的兴奋性。在交感神经持续刺激的情况下，很容易使心率加快，导致血压升高。

3. 肥胖导致肾功能损害？

肥胖也容易损害肾功能。肥胖改变了正常代谢，大量的垃圾无法通过原有的方式进行排泄，只能通过肾排到体外，大大增加肾脏的负担，尤其在肾脏排出水液的时候，肾小球及肾小管还对各种物质进行重吸收，因此最先受到损伤。当肾脏的代偿功能无法满足机体需要时，血压也就会因为各种物质大量堆积而持续升高。

4. 对心功能有哪些影响？

肥胖者会增加血液循环负担，这些负担是施加在心脏上，所以心输出量也需要随之增加。对于心脏而言，长期负担过重会导致病理性损害，通常会出现左心肥厚，也就很容易导致高血压。

5. 经常不运动会怎样？

肥胖人群由于经常不运动，身体的自我调节能力也会逐渐下降，并且代谢功能及循环功能得不到改善，血液病变就会持续存在。所以肥胖的人长期不运动对于身体是有负面作用的，也就增加了高血压发作的概率。

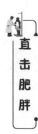

（三）高血压有哪些临床表现？

在很多人的观念中，头晕、头痛才是高血压的表现，如果没有头晕、头痛，就觉得自己的高血压不严重。其实，大部分高血压患者的症状是不典型的。高血压起病缓慢，缺乏特殊的症状，导致诊断延迟，仅在测量血压或发生心、脑、肾等并发症时才被发现。

除此之外，高血压的常见症状还有颈项板紧、疲劳、心悸、视物模糊、鼻出血等症状。典型的高血压性头痛在血压下降后即可消失。如果突然发生严重头晕与眩晕要注意可能是脑血管病或降压过度、直立性低血压等。高血压患者还会出现受累器官的症状，如胸闷、气短、心绞痛、多尿等。另外，有些症状可能是降压药的不良反应所致。

（四）高血压有哪些并发症？

可怕的并不是升高的血压，而是它导致的并发症。高血压对心、脑、肾、眼底都有很大影响。

长期的高血压可促进动脉粥样硬化的形成和发展，冠状动脉粥样硬化使血管腔狭窄或阻塞，或因冠状动脉功能性改变导致心肌缺血缺氧或坏死而引起冠心病。高血压性心脏病是高血压长期得不到控制的一个必然趋势，最后可因心脏肥大、心律失常、心力衰竭而影响生命。高血压引起的脑血管意外，包括脑出血、脑梗死等，病势凶猛，致死率极高，即使不死，也大多数致残，是急性脑血管病中最凶猛的一种。高血压还会造成慢性肾功能衰竭，一般到高血压中、后期，肾小动脉发生硬化，肾血流量减少，此时可出现多尿和夜尿增多，肾浓缩小便的能力降低。急骤发展的高血压可引起广泛肾小动脉弥漫性病变，导致恶性肾小动脉硬化，从而迅速发展为尿毒症。

（五）如何进行高血压的合理治疗？

对于高血压患者，生活方式干预是合理、有效的治疗方法，所有的患者都应采用，主要包括以下几个方面。

1. 合理饮食

如果自身的血压已经处于偏高的状态了，那么就一定要注意平时饮食，选择一些清淡的食物，增加富钾食物（新鲜蔬菜、水果和豆类），减少钠（烹调用盐和各种腌制品）、油炸食品的摄入量。

2. 适度运动

很多研究发现，规律的运动可显著降低血压，减少降压药用量，预防并发症的出现。多数的青少年高血压患者都可以通过运动调整血压。首先要选择适宜的锻炼时间，一般情况下早晨是高危阶段，尽量不要选择这个时段，可以在下午或傍晚去进行一些较为剧烈的活动，减掉自己多余脂肪，这样我们的血压会逐步趋于正常。每周5次，每次半小时左右的有氧运动是比较适宜的，爬山、骑车、慢跑、游泳、打太极等都是很好的有氧运动方式。

3. 疏导减压

工作压力增大的青年高血压患者逐渐增多，常见的临床特点就是大多数为单纯性舒张期高血压，即收缩压低于140mmHg而舒张压大于等于90mmHg。发病原因是当竞争压力过大时长期处于紧张状态，机体肾上腺素分泌过多，血管收缩就容易诱发高血压。建议保持良好的生活节奏，早睡早起，避免熬夜。

4. 预防、控制高血压

如果是早期高血压，收缩压低于160mmHg和/或舒张压低于100mmHg且患者比较年轻，在排除了器官损害后，可以尝试先调整生活方式，如果通过饮食和锻炼还是不能够缓解自己的血压，应该考虑药物治疗。

常用降压药物包括钙通道阻滞剂、血管紧张素转换酶抑制剂、血管紧张素受体阻滞剂、利尿剂和 β 受体阻滞剂 5 类及由上述药物组成的固定配比复方制剂。一般患者血压目标需控制到 140/90mmHg 以下，在可耐受和可持续的条件下，其中部分有糖尿病、蛋白尿等高危患者应控制在 130/80mmHg 以下。对于有着患高血压高危因素肥胖人群，我们一定要及早通过生活方式的干预来达到防治高血压的目的，从而避免高血压病所带来的严重并发症。

（王　诚　刘　鑫）

参考文献

[1] NYAMDORJ R, QIAO Q, LAM T H, et al. BMI Compared with Central Obesity Indicators in Relation to Diabetes and Hypertension in Asians [J]. Obesity (Silver Spring, Md.), 2008, 16 (7): 1622-1635.

[2] 中国高血压防治指南修订委员会，高血压联盟（中国），中华医学会心血管病学分会，等. 中国高血压防治指南（2018 年修订版）[J]. 中国心血管杂志，2019, 24 (1): 28-32.

[3] 冯宝玉，陈纪春，李莹，等. 中国成年人超重和肥胖与高血压发病关系的随访研究 [J]. 中华流行病学杂志，2016, 37 (5): 606-611.

肥胖症是一种慢性代谢性疾病，肥胖与血脂异常发生关系非常密切，不仅会影响能量平衡的中枢调节，而且过度肥胖也会导致该功能失调，使个体易患许多并发症，如血脂异常、糖耐量异常、高血压病等。

（一）血脂包括哪些成分？

血脂是血清中胆固醇、甘油三酯、类脂的总称，其在血浆中主要以脂蛋白的形式存在，目前所发现的血液中的脂蛋白有乳糜颗粒、极低密度脂蛋白（VLDL）、低密度脂蛋白（LDL）、中间密度脂蛋白（IDL）、高密度脂蛋白（HDL）。脂质参与机体能量供应、类固醇形成及胆汁酸形成，是机体不可缺少的物质。

物极必反，过多的脂质会对机体产生损害。甘油三酯过高会诱发急性胰腺炎，胆固醇、LDL、VLDL、HDL 的异常多与动脉粥样硬化性心血管疾病相关，可大大增加心脑血管疾病的发病率和死亡率。因此，积极防治血脂异常对提高大家的生活质量和延长平均寿命具有重要意义。

（二）高脂血症如何分类？

根据病因，高脂血症分为原发性高脂血症和继发性高脂血症。原发性高脂血症与不良生活方式有关，由单一基因或多个基因突变所致，往往具有家族聚集性和遗传倾向，故临床又将此类称为家族性高脂血症。原发性高脂血症根据血中不同成分的异常又分为高胆固醇血症、高甘油三酯血症、混合型高脂血症，以及低、高脂蛋白血症 4 类。继发性高脂血症是指继发于其他疾病的血脂异常，如肥胖症、糖尿病、甲状腺功能减退症等。此外，应用某些药物也可引起血脂异常，如利尿剂、β 受体阻滞剂、糖皮质激素等。

（三）如何评估血脂异常？

早期发现血脂异常的个体，通过早期干预可有效预防动脉粥样硬化性心血管疾病的发生。血脂异常的筛查不光是检出患者血脂情况，同时需要筛查出患者动脉粥样硬化性心血管疾病风险情况，还需要更加全面的评估，包括患者的病史、个人史、家族史、体格检查、实验室评估、心电图和影像学检查等。动脉粥样硬化性心血管疾病主要风险因素包括老年、血浆总胆固醇及 LDL 升高及 HDL 降低、糖尿病、高血压、慢性肾病、吸

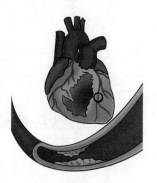

■ 动脉粥样硬化性
心血管疾病

烟及动脉粥样硬化性心血管疾病家族史等；附加风险因素有肥胖或腹型肥胖、高脂血症家族史、多囊卵巢综合征、LDL 及载脂蛋白 B 增高。根据风险因素及 10 年心血管风险预估可将风险等级分为极高危、很高危、高危、中危、低危，早发动脉粥样硬化性心血管疾病为极高危。

（四）怎么科学地控制及预防血脂异常？

控制血脂异常须积极寻找病因，如有继发性因素，需积极纠正继发性因素，同时避免使用对血脂有不利影响的药物。如果不存在继发性因素，需要根据风险因素设定血脂控制目标值。患者风险等级不同，血脂控制目标也不同，随着风险等级的提高，血脂的控制目标越严格。血脂异常的控制方法有治疗性生活方式改变及药物治疗。

血脂异常受饮食及生活方式的影响，治疗性生活方式改变的是控制血脂异常的基础，常从健康饮食、体育锻炼、控制体重、戒烟、限酒及保证充足睡眠等方面入手。

1. 健康饮食

积极控制饱和脂肪酸和胆固醇的摄入对降低低密度脂蛋白胆固醇（LDL-C）效果非常明显，也容易做到，是血脂控制的基础。胆固醇的摄入量每天应少于 200mg，饱和脂肪酸的摄入量应不超过每天总热量的10%，反式脂肪酸不超过 1%。建议用低脂乳制品、鱼、瘦肉和去皮家禽替代传统的高脂肪食物，同时尽量避免摄入加工食物。

此外，采用降低 LDL 摄入的食谱也有明显效果，建议增加蔬菜、水果、谷物、豆类及富含 n-3 脂肪酸的鱼类等食物的摄入。每天食用盐的摄入量应小于 6g。每天摄入过多的酒精会诱发血甘油三酯升高、高血压、心肌病、房颤及卒中等，应限制每天酒精的摄入量，男性小于 25g，女性小于 15g。

2. 体育锻炼

体育锻炼也是血脂控制的关键之一，同时也可以改善其他的危险因素，如肥胖症、糖耐量异常及高血压等。每周应包含 150~300min 中等强度体育锻炼，每天的体育活动目标可以在一次或多次训练中实现，但每天至少运动 10min。需要减重者还应继续增加每周运动时间。

3. 充足睡眠

睡眠障碍如睡眠呼吸暂停也可以增加心血管事件的发生，对于这类人群，应该积极寻求基础睡眠健康指导。充足的睡眠对于降低心血管风险有利，有研究显示，保持每晚 6~8h 睡眠可降低心血管风险。

4. 维持理想体重

理想体重是将 BMI 维持在 25.0 以下。对于肥胖患者，减重的初步目标可定为体重较基线降低 10%，之后逐渐将体重控制在理想体重之内。对于这类患者，如果积极的饮食、运动控制仍难以控制体重，应考虑减重手术。

5. 控制其他危险因素

（1）生活方式

健康的生活方式如控制油脂摄入、保持适度运动、戒烟限酒等，在达到降低 LDL-C 的效果后，治疗性生活方式改变的目标应逐步转向帮助其他危险因素的控制，如高血压病、糖尿病等，这样才能有效控制患者的心血管综合危险。

吸烟是动脉粥样硬化性这一心血管疾病的主要危险因素，可以使动脉粥样硬化导致死亡的风险增加 3 倍。幸运的是，戒烟能迅速而显著地降低风险，也是治疗性生活方式改变的关键。

（2）药物治疗

药物治疗应在积极生活方式控制的基础上应用。对于低危患者，血脂控制应首先进行生活方式控制，如果血脂控制仍不达标，需要考虑应用药物控制。对于中危至极高危的患者，无论初始血脂情况，均应采用生活方式控制联合药物治疗。

目前治疗血脂异常的药物有他汀类药物、胆固醇吸收抑制剂、贝特类药物、高纯度鱼油制剂、前蛋白转化酶枯草溶菌素 9（PCSK9）抑制剂等。对于应用他汀类药物降脂治疗不达标的患者可能需要高强度他汀类药物，如果高强度他汀应用血脂仍不达标或者不耐受的患者，可联合应用依折麦布，甚至是他汀类药物、依折麦布联合 PCSK9 抑制剂。对于没有任何禁忌证或没有他汀类药物不耐受史的患者，推荐无论初始 LDL-C 值如何，尽早启动或继续高剂量他汀治疗，如果血脂仍不达标，联合使用依折麦布，甚至是他汀类药物、依折麦布联合 PCSK9 抑制剂。对于还存在甘油三酯升高的患者，可能需要联合应用贝特类药物，从而预防急性胰腺炎，启动糖尿病患者一级预防及动脉粥样硬化性心血管疾病二级预防。血脂应每 3 个月检查一次，必要时应更频繁，并且须严密检测药物的不良反应。

（李承宗）

参考文献

［1］LORENZO N D, ANTONIOU S A, BATTERHAM R L, et al. Clinical Practice Guidelines of the European Association for Endoscopic Surgery（EAES）on Bariatric Surgery：Update 2020 Endorsed by IFSO-EC, EASO and ESPCOP［J］. Surgical Endoscopy, 2020, 34（6）：2332-2358.

［2］MACH F, BAIGENT C, CATAPANO A L, et al. 2019 ESC/EAS Guidelines for the Management of Dyslipidaemias：Lipid Modification to Reduce Cardiovascular Risk［J］. European Heart Journal, 2020, 41（1）：111-188.

［3］NEWMAN C B, BLAHA M J, BOORD J B, et al. Lipid Management in Patients with Endocrine Disorders：An Endocrine Society Clinical Practice Guideline［J］. The Journal of Clinical Endocrinology Metabolism, 2020, 105（12）：3613-3682.

［4］WHARTON S, LAU D C W, VALLIS M, et al. Obesity in Adults：a Clinical Practice Guideline［J］. Canadian Medical Association Journal, 2020, 192（31）：E875-E891.

第二章 肥胖相关代谢性疾病

第四节　　　　肥胖与冠心病

肥胖是多种慢性病重要的危险因素。有研究证明 BMI 每增加一个单位，冠心病的发生风险增加 3%～5%。通过对 196 554 位居民数据的研究观察发现，超重者与肥胖者冠心病的发生风险分别增加了 13%、39%。《冠心病合理用药指南（第 2 版）》亦指出超重为冠心病的发生风险之一，该指南同样表明当体重在正常范围上限时心血管疾病的发生风险开始增加，而且随着体重的上升，风险也逐步增高。

（一）肥胖对冠心病有哪些影响？

①肥胖和冠心病关系密切，已成为男性冠心病危险因素中继年龄及血脂异常后的第三个最重要的危险因素。急性冠脉事件主要由于动脉粥样斑块的不稳定破裂，炎性介质在粥样斑块的不稳定中起中心作用。脂肪组织目前已经被认为是炎性介质的来源，可产生 TNF-α 和 IL-6 等细胞因子。

②凝血纤溶系统因子纤维蛋白原与心血管疾病的危险增加也紧密联系。在代谢综合征患者中这些因子水平明显增高，具体机制可能与肥胖相关。

③瘦素可通过降低胰岛素的敏感性来损害内皮功能，同时激活蛋白酶使脂肪酸氧化，诱导 T 淋巴细胞和巨噬细胞向内皮下迁移，促进动脉粥样硬化形成。

④肥胖患者的脂肪代谢异常及进食高热量饮食引起的高脂血症，可导致冠状动脉粥样硬化及心肌细胞脂肪沉积，引起心脏质量和形态结构的广泛改变，从而影响心脏的收缩及舒张功能。

⑤肥胖是原发性高血压的一个主要危险因素，可能与交感神经系统兴奋、血浆瘦素及尿中一氧化氮代谢产物浓度升高及心输出量增高等相关。

而高血压是冠心病的独立危险因素，随着血压的升高冠心病发病率也随之升高，且高血压显著增加冠脉的狭窄，高血压和肥胖等共同导致冠心病的发生及进一步加重。

（二）如何改善冠心病患者的生活质量？

肥胖能够增高血压、促进左心室肥厚的发展、加重胰岛素抵抗及对血脂的负面影响，而这些因素均可诱发和加速冠心病的发展。通过饮食疗法和运动锻炼使体重减轻可改善血脂异常并降低胰岛素抵抗；严重肥胖者减轻体重可降低动脉压并逆转左心室肥厚。心脏康复和运动锻炼对冠心病的危险因子可产生有利影响，包括改善血脂、胰岛素敏感性、肥胖指标和运动能力，并对社会心理功能、行为特征和整体生活质量产生有益作用。

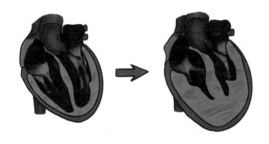

■ 左心室肥厚

（三）肥胖冠心病患者的健康生活方式有哪些？

大量研究发现，通过限制热量摄入、增加身体活动等方式减轻并维持体重，有助于降低心血管病风险，甚至可减少全因死亡。而单纯采用药物干预虽也可减轻并维持体重，但不良反应率高且难以坚持。

1. 合理膳食

合理膳食包括改变膳食的结构和食量，具体建议包括以下几个方面。

①注意补充优质蛋白质和钙。每天摄入鸡蛋 1 个、牛奶 300g、鱼肉 50g、瘦肉 50g 和适量豆制品，能为患者提供较好的营养。

②限制动物脂肪和胆固醇的摄入。烹调时可采用植物油，胆固醇限制在每日 300mg 以下。黑木耳具有抗血小板凝聚、降低血脂和阻止血胆固醇沉积的作用；鱼肉含有不饱和脂肪酸，有防止动脉硬化的作用。

③每天保证进食多种新鲜水果和蔬菜。果蔬含有丰富维生素、钾、镁和膳食纤维，可维持心肌的营养和脂类代谢，预防便秘。食物纤维主要来源有粗粮、芹菜、豆芽、草莓、菠萝、米糠等。

④低钠饮食，减少日常钠摄入量可降低血压和心血管事件发生率。通过减少烹调用盐及避免高盐食物等措施有助于降低血压，减少动脉粥样硬化性心血管疾病发生风险。

⑤少食多餐，避免暴饮暴食，忌食胀气的食物如生萝卜、干豆类，以免胃肠胀气影响心脏活动。

⑥忌食兴奋类食物，如酒、浓茶、咖啡及吸烟。

2. 运动原则

①适宜运动原则：注意运动要与病情相适应，根据个体的运动习惯、能力、年龄等安排运动计划，应选用步行、体操等小强度、长时间的有氧运动，运动后务必做放松活动。

②循序渐进原则：运动的时间和量要随机体功能的改善而逐渐增加，然后维持适宜的运动量并经常进行。

③经常性原则：每周活动次数以 3~4 次为宜，每次活动的持续时间不应低于 30min，运动时的心率保持在每分钟 110~130 次。

3. 其他

①情绪稳定：不急不躁不怒，稳定的情绪对预防心绞痛是非常重要的。

②健康睡眠：每日保持7~8h充足的睡眠时间及良好睡眠质量的人群，心血管病风险明显降低。

③坚持治疗，合理用药：要坚持定期复诊，并按照医嘱服用药物，不能随便更换药物及药物的剂量。

总之，我们必须清楚地认识到肥胖对人体健康带来的多种危害，提高全民对肥胖危害的认识，调整合理的膳食结构，加强体育锻炼，预防肥胖以清除冠心病产生的土壤。此外，对肥胖进行干预对预防和控制多种慢性病具有十分重要的意义。

（梁　田）

参考文献

［1］陈晨，王妮，黄艳群，等. 基于居民健康大数据的肥胖与常见慢病关联规则分析［J］. 北京生物医学工程，2020，39（4）：406-411.

［2］国家卫生计生委合理用药专家委员会，中国药师协会. 冠心病合理用药指南［J］. 2版. 中国医学前沿杂志（电子版），2018，10（6）：1-130.

［3］中国营养学会. 中国居民膳食指南（2016版）［M］. 北京：人民卫生出版社，2016：266-284.

［4］JAVAHERI S, REDLINE S. Insomnia and Risk of Cardiovascular Disease［J］. Chest, 2017, 152（2）：435-444.

第二章　肥胖相关代谢性疾病

第五节　　肥胖与脑卒中

　　大多数发展中国家的脑卒中（又称中风）死亡率呈上升趋势。在发达国家，中风是仅次于心脏病和癌症的第三大死亡原因，也是导致长期残疾的主要原因。肥胖个体的中风发病率较高，尤其是患有高血压、糖尿病和高胆固醇血症者。

（一）中风有哪些分类？

　　全世界每年约有300万女性和250万男性死于中风，包括出血性和缺血性两种类型。大多数中风（约80%）是缺血性的。当症状迅速逆转时（即不到24h），被视为短暂性脑缺血发作。15%～20%的中风是出血性的，包括蛛网膜下腔出血和脑出血。而中风，无论是由于梗死还是出血，约50%患者有高血压病史。

（二）如何诊断中风？

　　中风的临床诊断相对简单，在没有其他确凿证据能明确发病机制的情况下，与特定血管区域相关的局灶性神经功能缺损的急性发作，应推定诊断。排除鉴别诊断和区分出血性和缺血性病变最常用的诊断方法是CT，其优点是广泛的可用性和对出血的良好敏感性。然而CT对急性脑梗死后的早期缺血变化不敏感，尤其是在小病灶或幕下病变的情况下。而MRI则明显优于CT，它对诊断实质出血和蛛网膜下腔出血的高度敏感性也已得到证实。在未来几十年内，MRI将逐渐成为CT的取代技术。

（三）中风有哪些风险因素？

第一次中风的风险因素和风险标记通常根据其潜在的改变分为不可改变、可改变、潜在可改变三类。不可改变的风险因素包括年龄、性别、种族及家族史，虽然这些因素是不可改变的，但它们确定了中风风险较高的个体和那些可能受益于严格预防或治疗可改变风险因素的个体。可改变的危险因素包括高血压、吸烟、糖尿病、高脂血症、无症状颈动脉狭窄、心房颤动和其他心脏病。潜在可改变的危险因素包括肥胖、酗酒、吸毒、口服抗凝药和激素替代疗法等。

（四）肥胖和中风的关系如何？

肥胖和中风之间的因果关系不太清楚，但充分控制已知的危险因素可降低中风的发病率。有关肥胖或超重对中风的具体影响的研究显示了不同的结果。在女性中，BMI 增加与缺血性中风的风险相关；男性腹部肥胖与女性肥胖和体重增加似乎是中风的独立危险因素。18 岁以后体重增加也与缺血性中风呈正相关。在檀香山心脏项目中，高 BMI 与不吸烟的中年男性血栓栓塞性中风的风险增加有关。护士健康研究表明，BMI 增加的女性患缺血性中风的风险更高。

（五）如何有效地预防和治疗中风？

中风是一个改变生活的重大事件，它不仅使患者变为残疾人，也影响整个家庭。有效的预防仍然是减轻中风负担的最佳治疗方法。超过 70% 的中风是首发事件，因此中风的一级预防最重要，包括改变生活方式和控制血压、胆固醇水平，以及预防糖尿病和心房颤动的有关措施。二级预防应侧重于降低中风后心血管事件的风险。除了颈动脉手术和抗血栓形成药物外，在适当的时候，对可改变的中风危险因素的有效管理可降低心血管事件的风险。

因为肥胖是导致中风相关性危险因素中的一个，所以促进体重减轻和保持健康体重是一个高度优先的事项。常用的干预措施包括节食、锻炼、心理或行为干预，以及抑制食欲或改变新陈代谢的药物治疗、减少食物消耗的减重手术或替代疗法。

（陈　浩　耿德勤）

参考文献

[1] PERALES I J, SAN A K, DEANGELO J, et al. Rivaroxaban Versus Warfarin for Stroke Prevention and Venous Thromboembolism Treatment in Extreme Obesity and High Body Weight [J]. The Annals of Pharmacotherapy, 2020, 54 (4): 344-350.

[2] BAILEY R R, SERRA M C, MCGRATH R P. Obesity and Diabetes are Jointly Associated with Functional Disability in Stroke Survivors [J]. Disability and Health Journal, 2020, 13 (3): 56-61.

[3] EMILIO R C, MANUEL R Y, SUSANA A R, et al. Obesity Paradox in Ischemic Stroke: Clinical and Molecular Insights [J]. Translational Stroke Research, 2019, 10 (6): 639-649.

第六节	肥胖与脂肪肝

脂肪肝是一种很常见的疾病，相信大家都非常熟悉。为了让大家更深入地了解肥胖与脂肪肝的内在联系，我们将从脂肪肝的概念、发病率、病因、临床表现、危害、筛查、预防及治疗等方面来介绍。

（一）什么叫脂肪肝？分哪几类？

脂肪肝，指脂肪在肝细胞内堆积过多而引起的肝脏病变，是肥胖相关代谢疾病的肝脏表现。脂肪肝被认为是个普遍的公共健康问题，它的发病率相对较高。根据有无长期大量饮酒分为酒精性脂肪性肝病（AFLD）和非酒精性脂肪性肝病（NAFLD）。AFLD 在我国部分省份患病率为 0.5%~8.5%，其中 40~49 岁人群酒精性肝病的患病率可达 10% 以上。NAFLD 在全球的患病率为 25.2%，我国的患病率为 20.09%。

（二）人们为什么会得脂肪肝？

任何引起肝细胞脂肪代谢能力下降的因素都有可能成为脂肪肝的病因。顾名思义，AFLD 是长期大量饮酒引起的脂肪肝。酒精进入人体后主要通过肝脏代谢，大量饮酒导致肝细胞受损，肝细胞分解脂肪有障碍，脂肪颗粒在肝细胞内沉积下来，形成脂肪肝。NAFLD 又有几个不同的病因。

①糖尿病患者由于胰岛素分泌不足，葡萄糖利用有障碍，只能靠燃烧脂肪及蛋白质来补足能量，必然造成脂肪代谢亢进，出现高脂血症，进一步导致脂肪肝。

②腹部肥胖的人易产生胰岛素抵抗，分泌胰岛素的量没变，但胰岛素效果变差了，所以易患脂肪肝。

第二章 肥胖相关代谢性疾病

055

③高脂血症、高胆固醇血症及营养过剩会引起脂肪肝。

④营养不良性脂肪肝常见于长期少食、素食，以及肠道手术后吸收不良者，导致蛋白质缺乏，LDL 合成减少，肝脏运输甘油三酯障碍，运不走的脂肪堆在肝细胞内，形成脂肪肝。

⑤快速减肥也可导致脂肪肝。脂肪短期大量分解，消耗掉肝内的抗氧化物质谷胱甘肽，使过氧化物质增多而导致肝脏细胞损伤，形成脂肪肝。

⑥"瘦人"也能发生脂肪肝，虽然可能性较小。在了解腰围及体重变化排除其他引起脂肪肝因素后，可通过测量体脂百分比、身体脂肪含量及骨骼肌质量来找到瘦人脂肪肝的原因。

⑦工作压力大、焦虑精神紧张者容易得脂肪肝。长期处于应激状态下，糖皮质激素分泌增多，它一方面增加胰岛素抵抗风险，另一方面增加糖脂囤积，减少其代谢，久而久之发生脂肪肝。

⑧药物性肝损害。他莫昔芬、氨甲蝶呤等药物均可造成肝细胞损害，进而引起脂肪肝。

⑨其他疾病引起的脂肪肝。高尿酸血症、红细胞增多症、甲状腺功能减退、垂体功能减退等也是脂肪肝的原因，但相对少见。

（三）脂肪肝都有哪些临床表现？

脂肪肝的发生非常隐匿，症状往往轻微且不典型，缺乏特异性。轻度脂肪肝多无明显症状；中重度脂肪肝患者常表现为乏力、食欲减退、恶心呕吐、睡眠差及右上腹隐痛等类似慢性肝炎的症状。少数患者还可伴有肝及脾大。

（四）脂肪肝的危害有哪些？

肝脏是脂肪分解与代谢最主要的场所，所以脂质容易沉积。脂肪肝的危害不容小觑，最初 AFLD 可表现为单纯的脂肪肝，脂质积聚引发炎症状态，发展为 AFLD，进而肝纤维化、肝硬化。当患者严重酗酒时，常常可诱发急性的广泛肝细胞坏死，甚至肝衰竭，这意味着需要肝移植的可能性增加。

单纯的脂肪堆积即 NAFLD，若不加干预，少数会发展成脂肪性肝纤维化、肝硬化及肝细胞癌。脂质也可沉积在血管壁上，形成斑块，一方面导致血管狭窄及弹性下降，血压及脏器血供受到影响；另一方面，斑块存在脱落可能，这就使得心肌梗死及脑卒中的风险增大。

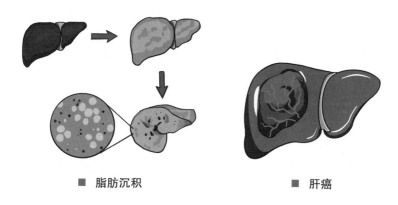

■ 脂肪沉积　　　　　　　　　　　　■ 肝癌

（五）哪些人应进一步筛查和评估？

以下人群应进一步筛查和评估是否存在脂肪肝：①超声发现脂肪肝或肝脏脂肪浸润；②血生化显示不明原因的肝功能指标异常；③长期大量饮酒、肥胖症、高甘油三酯血症、高血压、T2DM、高尿酸血症等患者。脂肪肝有其确定的危险因素及信号，若存在以上危险因素或体检发现异常，应前往专病门诊或机构进行筛查与进一步评估。

（六）得了脂肪肝怎么办？能治好吗？

脂肪肝是可逆的。通过干预，轻度脂肪肝可慢慢减轻甚至恢复正常，中到重度脂肪肝也可以降级为轻度。干预措施主要包括药物治疗和非药物治疗。轻度脂肪肝，只需增加运动，减轻体重，合理分配饮食结构就可以明显改善症状；中重度脂肪肝，也需改变生活方式，若改善生活方式后仍症状明显，需在医生的指导下选择适当的药物。

无论是 AFLD 还是 NAFLD，治疗的第一条是要去除病因。AFLD 患者，戒酒是关键；糖尿病及高脂血症患者，应积极控制血糖和血脂；腹型肥胖者减"游泳圈"很有必要。

1. 非药物治疗：改变生活方式

①健康饮食包括低脂、低糖、高膳食纤维、高维生素、高蛋白质饮食，对所有脂肪肝患者都是有益的。油脂偏向不饱和脂肪酸（如橄榄油、鱼油），研究表明，摄入含 ω-6、ω-3 多不饱和脂肪酸，大麦草碱，α-亚麻酸，共轭亚油酸的食物，十分有益于脂质代谢。同时应减少饱和脂肪酸（动物脂肪、棕榈油、葵花籽油）、反式脂肪（油炸食品、植脂末）等的摄入。多饮咖啡及茶水可能有助于脂肪肝及代谢紊乱的防治。另外，维生素 E 也是不错的抗氧化剂。

②适度运动能加速脂肪的代谢。每周大于 4 次的中低强度有氧运动，如慢跑、快速步行、游泳、单车骑行，累计时间 150~250min 可以达到加快脂肪分解的作用。每周 2~3 次中等强度的阻力性肌肉运动，如弹力带、俯卧撑、哑铃运动，可以获得更好的脂肪代谢改善。

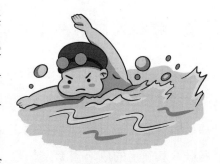

■ 游泳

③减重手术：单纯抽脂手术而不改变食物吸收状态，并不是我们所建议的方法。目前普遍接受的减重手术，以缩小胃容量及改变消化道生理结构为出发点，从食物的消化吸收入手，术后患者心理及生理状况得到改善，肥胖相关并发症如脂肪肝等也得到相应缓解。

2. 药物治疗：脂肪肝的药物治疗应在医生的指导下进行

（1）针对代谢紊乱

T2DM 及胰岛素抵抗腹型肥胖者，可应用胰岛素增敏剂如二甲双胍或利拉鲁肽以控制血糖。BMI≥30 者，可考虑奥利司他等减肥药物。高脂血症者可应用他汀类或贝特类药物降脂，以降低心脑血管风险。高血压患者也应根据自身不同的危险因素，选择合理的降压药物及血压控制水平。

（2）针对肝脏损伤

保肝抗炎药物有很多种，各有优势，需结合肝细胞炎症的病因做选择，抗炎类如甘草酸制剂，肝细胞膜修复剂如多烯磷脂酰胆碱，抗氧化类如双环醇、水飞蓟宾，抗纤维化类药物如复方鳖甲软肝片、安络化纤丸，解毒类药物如谷胱甘肽，利胆类如熊去氧胆酸。不同类型保肝药联合使用有时可获得更好疗效，但同时使用一般不宜过多，以免加重肝脏负担。

（颜学兵）

参考文献

［1］DIEHL A M, DAY C. Cause, Pathogenesis, and Treatment of Nonalcoholic Steatohepatitis［J］. The New England Journal of Medicine, 2017, 377（21）：2063-2072.

［2］中国研究型医院学会肝病专业委员会，中国医师协会脂肪性肝病专家委员会，中华医学会肝病学分会脂肪肝与酒精性肝病学组，等. 中国脂肪性肝病诊疗规范化的专家建议（2019 年修订版）［J］. 现代医药卫生 2019, 35（23）：3728.

第七节　　肥胖与痛风

痛风是因单钠尿酸盐沉积于肾脏、关节、皮下等部位，引起的急性或慢性炎症和组织损伤，与嘌呤代谢紊乱和/或尿酸排泄减少所致的高尿酸血症直接相关。痛风常伴腹型肥胖、高血压、T2DM 等。如果痛风治疗不及时，会增加治疗和预后周期，并产生多种并发症。

（一）痛风有哪些高危因素？

①60 岁以上老年人；②肥胖中年男性及绝经期后女性；③高血压、动脉硬化、冠心病；④T2DM；⑤多发性结石及双肾结石；⑥长期嗜食肉类，有饮酒习惯的中、老年人。

（二）痛风性关节炎发作时的特点有哪些？

①起病急骤，症状在 24h 内达到高峰，一般持续 7～10 天自行缓解；②刀割样剧烈疼痛，关节及周围软组织出现明显红、肿、热、痛，常有痛觉过敏；③85% 患者以单关节起病，其中以第一跖趾关节首发者占 60%～78%，在整个病程中约 90% 以上累及此关节；④反复发作可累及多个关节，累及最多的关节依次为第一跖趾关节、足跗跖关节、膝关节、指关节、腕关节和肘关节。

（三）痛风性肾病有哪些临床特征？

①发生率仅次于痛风性关节损害，占 20%～25%。②有慢性高尿酸血症肾病、尿酸性肾结石和急性高尿酸血症肾病三种主要表现形式，前两者较常见。③损害程度与痛风性关节炎的严重程度无关，与耳廓或关节附近

皮下尿酸盐沉积形成的痛风结节也不成比例。④尿酸盐结晶首先沉积于肾髓质，越往髓质部越明显，随着病情的发展以后才累及肾小球。因此，早期患者几乎全部可出现小管功能受损的症状，晚期可出现内生肌酐清除率低下，甚至尿毒症。⑤原发性痛风患者肾脏尿酸结石的发生率与血尿酸呈正相关，血尿酸在 733.5μmol/L（13mg/dl）以上者，发生率达 50%。

（四）血尿酸和尿尿酸测定的正常值是多少？

①血尿酸正常值，男性 178～416μmol/L，女性 148.5～360μmol/L。
②24h 尿尿酸测定：在进食低嘌呤饮食 5 天后，正常值应低于 3.57mmol，常规饮食时应低于 5.95mmol。

（五）如何精确地诊断痛风？

可参考 2015 年美国风湿病学会/欧洲抗风湿病联盟（ACR/EULAR）标准。

◆ 2015 年 ACR/EULAR 标准

项 目	标 准	分 类	得 分
临床表现	受累关节	踝关节/足中段	1
		第一跖趾关节	2
	症状特征数目/个	1	1
		2	2
		3	3
	发病病程	单次典型发作	1
		反复发作	2
	痛风石	存在	4
实验室指标	血尿酸	6～8mg/dl	2
		8～10mg/dl	3
		≥10mg/dl	4

第二章 肥胖相关代谢性疾病

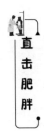
续表

项　目	标　准	分　类	得　分
影像学检查	超声或双能 CT	存在	4
	X 射线示痛风侵袭表现	存在	4

注：血尿酸 1mg/dl = 59.5μmol/L。

2015 年 ACR/EULAR 标准平衡了敏感性和特异性，总分大于等于 8 分可诊断为痛风。满足上述临床表现、实验室检查、影像学检查三方面标准，其敏感性、特异性达 92% 和 89%，曲线下面积为 0.95。若不考虑后两项，仅纳入临床表现，其敏感性、特异性分别为 85% 和 78%，曲线下面积为 0.89。

（六）如何治疗痛风？

1. 一般治疗

①规律运动，控制体重；②限制酒精摄入及高嘌呤、高糖果饮食；③适量饮水、奶制品及吃新鲜蔬果；④避免过度劳累和紧张；⑤避免使用升高血尿酸药物，如利尿药、阿司匹林等。

2. 急性发作期治疗

①非甾体消炎药——依托考昔、双氯芬酸、吲哚美辛等，据患者个体情况选其中一种，肿痛缓解后停用，无预防发作作用。慎用阿司匹林。②秋水仙碱首剂 1mg，之后每次 0.5mg，1~2 次/日。痛风患者降尿酸治疗初期，推荐首选小剂量（0.5~1mg/d）预防痛风发作，至少维持 3~6 个月。③糖皮质激素仅适用于上述治疗无效、不能耐受或严重发作的急性痛风。④反复发作痛风且对秋水仙碱、非甾体消炎药及激素禁忌的患者，可考虑使用白细胞介素-1（IL-1）阻断剂。近期感染史的禁忌使用 IL-1 阻

断剂。使用 IL-1 阻断剂后，应开始调整降尿酸药物剂量使血尿酸达标。

3. 间歇期及慢性期治疗

（1）痛风降尿酸治疗指征

①大于等于 1 处皮下痛风石；②有证据表明存在痛风引起的影像学破坏；③频繁发作（大于等于 2 次/年）；④经饮食控制后血尿酸仍高于 536umol/L；⑤有肾功能损害。

（2）降尿酸治疗开始时机

当患者出现痛风发作时，提示应该起始降尿酸治疗，而无须等待痛风发作缓解。

（3）治疗目标

使血尿酸水平降至 350μmol/L 以下，但最好不要低于 180μmol/L。

4. 降尿酸药物的应用

（1）抑制合成尿酸的药物

①别嘌醇，初始剂量 50~100mg/d，最大剂量 600mg/d。肾功能不全的患者应减量，肾小球滤过率小于等于 30ml/min 时应禁用。不良反应有过敏反应、胃肠反应、骨髓抑制和肝功能损害等，应定期检测血象和肝功能。

②非布司他，从 20~40mg/d 起始，服 2 周后根据血尿酸水平调整剂量，可加到 80mg/d。非布司他超敏反应和肝损副作用较别嘌呤醇小，对肾脏安全，轻中度肾功能不全无须减量，重度肾功能不全（肾小球滤过率小于等于 30ml/min）时慎用。与别嘌醇相比，心血管不良事件可能增加，用药期间需注意监测心肌梗死与脑卒中症状和体征。

（2）促进尿酸排泄的药物

苯溴马隆片初始计量为 25~50mg，口服，每天 1 次，2~4 周后血尿仍未下降者可再增加每天 25~50mg，一般可达每天 50~100mg。患者的肾小球滤过率为 20~60ml/min 时剂量不超过每天 50mg，肾小球滤过率小于 20ml/min 或尿酸性肾结石患者禁用。服用期间应多饮水增加尿量。仅有少数者出现腹泻、绞痛及诱发急性痛风性关节炎发作等不良反应。

（3）促尿酸降解的药物

促尿酸降解的药物如普瑞凯希，国外已上市。

5. 碱化尿液

当高尿酸血症或痛风患者晨尿 pH<6.0，可服用枸橼酸制剂或碳酸氢钠碱化尿液，使晨尿 pH 维持在 6.2~6.9，以降低尿酸性肾结石发生的风险，尤其是服用促尿酸排泄药物的患者。

6. 无症状高尿酸血症的处理

①寻找并消除病因，如药物、高嘌呤饮食、酒、肾病、血液病和糖尿病等。②生活方式干预，如减轻体重、控制嘌呤摄入、避免酗酒和过度疲劳等诱发因素。③如以上原因排除后并采取生活方式干预后仍有下列情况应定期检查或开始治疗：高尿酸血症（血尿酸 9mg/dl），24h 尿尿酸大于 6.545mmol，有痛风家族史，痛风出现关节症状者。

◆ **痛风缓解标准**

指　标	标　准
血尿酸	12 个月内至少检测 2 次，且每次均低于 6mg/dl
痛风石	无
发作次数	过去 12 个月内没有发作
疼痛评分	过去 12 个月内痛风引起的疼痛评分均小于 2（以最不能忍受为 10 分）
患者整体评分	过去 12 个月内患者的痛风活动整体评分小于 2（最高为 10 分）

（七）痛风的结局如何？

1. 预后不良因素有哪些？

①病程长，血尿酸长期维持在高水平，降尿酸药物疗效不佳。②发病年龄较轻。③有阳性家族史。④未进行饮食控制。⑤急性发作期未能及时控制症状，发作次数频繁，1 年内超过 5 次。⑥较早出现痛风结石且数量较多及体积较大者。

2. 主要死亡原因包括？

①肾受损导致慢性肾功能衰竭和尿毒症及急性肾功能不全（占20%～30%）。②皮肤的痛风石破溃并发感染或引起菌血症和败血症。③与痛风伴发的一些疾病如高血压、动脉硬化和糖尿病等。

（殷松楼）

参考文献

[1] 中华医学会内分泌学分会. 中国高尿酸血症与痛风诊疗指南（2019）[J]. 中华内分泌代谢杂志，2020，36（1）：1-13.

[2] FITZGERALD J D, DALBETH N, MIKULS T, et al. 2020 American College of Rheumatology Guideline for the Management of Gout [J]. Arthritis & Rheumatology，2020，72（6）：879-895.

[3] 高尿酸血症相关疾病诊疗多学科共识专家组. 中国高尿酸血症相关疾病诊疗多学科专家共识 [J]. 中华内科杂志，2017，56（3）：235-248.

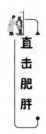

第八节　肥胖与多囊卵巢综合征、不孕症

（一）多囊卵巢综合征与肥胖是什么关系？

1. 什么叫多囊卵巢综合征？

多囊卵巢综合征由斯坦因（Stein）和勒旺塔尔（Leventhal）于1935年首次报道，是由遗传和环境因素共同导致的常见内分泌代谢疾病，以稀发排卵或无排卵、高雄激素或胰岛素抵抗、多囊卵巢为特征的内分泌紊乱的症候，多表现为月经不调、多毛、痤疮、卵巢呈多囊性增大、不孕，最常见的特征为闭经、高雄激素血症和肥胖，是T2DM、心脑血管疾病和子宫内膜癌发病的高危因素。育龄妇女患病率为5%～15%，目前是无排卵性不孕症的主要原因之一。

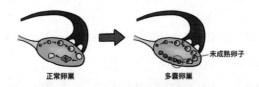

正常卵巢　　多囊卵巢　　未成熟卵子

■　多囊卵巢综合征的卵巢

2. 多囊卵巢综合征的发病原因是什么？

多囊卵巢综合征病因复杂，具有比较明显的家族遗传性。此外，不良生活习惯和肥胖等因素也容易诱发多囊卵巢综合征。

3. 多囊卵巢综合征病理生理有哪些？

①性腺激素分泌失调：促性腺激素释放激素或者黄体生成素活性增高，黄体生成素/促卵泡素分泌比例失调，黄体生成素/促卵泡素比值增高。

②促性腺激素-卵巢轴调节异常：黄体生成素-间质细胞轴，促卵泡素-颗粒细胞轴及高催乳素血症。

③高雄激素血症：大部分患者的睾酮和脱氢表雄酮轻至中度增高。

④雌酮过多：外周组织雌酮不受垂体促性腺激素的调节，持续处于高水平，是月经不调、子宫异常出血的重要原因。

⑤胰岛素抵抗和高胰岛素血症：高胰岛素血症导致肥胖，肥胖加重胰岛素抵抗程度，影响胰岛素对卵泡发育和卵巢激素分泌的调控。

⑥胰岛素样生长因子、表皮生长因子和转化生长因子异常，刺激卵泡发育及调节卵巢功能。

⑦神经肽 Y 是形成肥胖的重要因子，多囊卵巢综合征患者神经肽 Y 的产生和调节是不正常的。

4. 怎么临床诊断多囊卵巢综合征？

多囊卵巢综合征的病理表现繁杂，诊断标准尚未统一，因而诊断复杂，多囊卵巢综合征诊断标准主要有以下三方面：①稀发排卵或者不排卵，表现为月经不调。②超声检查是最准确的一种诊断方法。卵巢多囊性改变表现为卵巢体积增大，皮质内一个平面上直径 2~9mm 的卵泡数多于 10 个。③雄激素过高，有多毛、痤疮等。需要排除一些其他引起高雄激素血症的疾病，如肾上腺皮质增生等。符合以上两个标准者即可诊断为多囊卵巢综合征。

（二）女性不孕都是肥胖惹的祸？

不孕症是指一年以上未采取任何避孕措施，性生活正常但没有成功妊娠。不孕是一种常见的问题，影响至少 10%~15% 育龄夫妇。女性不孕主要以排卵障碍、输卵管因素、子宫内膜容受性异常为主。

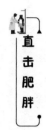
（三）多囊卵巢综合征和不孕，谁与争锋？

多囊卵巢综合征导致的不孕，占不孕症患者 30%～40%，占排卵障碍导致的不孕的 75%。慢性排卵障碍是生育期女性很多内分泌疾病的共同表现，占生育期女性的 20%～25%。多囊卵巢综合征的症状群有肥胖和胰岛素抵抗，这些代谢紊乱被认为可以破坏窦卵泡的发育，干扰下丘脑-垂体-卵巢轴，导致不排卵。研究显示，肥胖多囊卵巢综合征患者不孕率更高，而且对诱导排卵的药物反应性差，胚胎质量差，体外受精移植成功率、怀孕率、活产率均低，流产率高，妊娠并发症多。另外，孕前期和孕早期的胰岛素抵抗会增加患者妊娠糖尿病、高血压和先兆子痫的发生率，导致胎盘功能不全、流产、先天畸形、早产、死产，首次剖宫产率升高，新生儿并发症增多，同时胎儿成年后出现肥胖、胰岛素抵抗和糖尿病的风险增加。

（四）多囊卵巢综合征不孕患者该如何治疗？

目前多囊卵巢综合征的治疗有多种，可根据患者的具体情况选择不同的治疗方案。多囊卵巢综合征不孕患者的治疗以妊娠为目的者，可促排卵，促进卵泡分泌、成熟；如果药物不奏效，则要选择手术治疗、辅助生殖技术治疗。

◆ 多囊卵巢综合征不孕患者的治疗

治疗方案	具体治疗措施
诱发排卵的治疗	氯米酚（CC）、尿促性素（hMG）、促卵泡素、二甲双胍、促性腺激素释放激素激动剂（促性腺激素释放激素-a）
高雄激素血症的治疗	①口服避孕药：达英-35、优思明、优思悦、妈富隆等。治疗2~3个月后再促排卵。抗雄激素制剂：螺内酯、氟他胺、醋酸环丙孕酮、非那甾胺 ②肾上腺糖皮质激素：泼尼松、地塞米松，用药过程中检测皮质醇水平
高胰岛素血症的治疗	饮食控制+体育锻炼+降胰岛素治疗：如二氮嗪H、长抑素K，可直接抑制胰岛素分泌，增加妊娠率
增加胰岛素敏感性治疗	噻唑烷二酮类衍生物：文迪雅、匹格列酮、二甲双胍，国内用量为500mg，3次/日，服3~12个月
子宫内膜病变的治疗	对于年轻或者有生育要求的子宫内膜复杂性增生、不典型增生、子宫内膜癌I期患者，初始治疗，高效孕酮（也称黄体酮）。治疗4~6个月，再次评估子宫内膜情况。有生育要求者，子宫内膜转化后尽快妊娠，严密随访。无改善者应考虑其他治疗，必要时切除子宫。卵巢的处理，根据病变的期别决定是否在进行手术之前储存卵巢组织、卵细胞，或者促排卵，行体外受精后胚胎冷冻保存
手术及微创治疗	①腹腔镜：卵巢多点穿刺卵泡、卵巢多点活检样切除、电凝或激光疗法。忧虑有粘连、卵巢早衰、治疗无效 ②卵巢楔形切除：可能存在粘连、卵巢早衰、治疗无效 ③未成熟卵泡穿刺治疗（IMFP）：经阴道超声下IMFP治疗严重的多囊卵巢综合征，检查穿刺后患者的内分泌和卵巢基础窦卵泡计数，可连续2~3个周期穿刺，直至基础窦卵泡计数小于等于10个/卵巢。随后进行hMG促排卵治疗，随访其排卵及妊娠情况
辅助生育技术	①未成熟卵体外成熟培养/体外受精-胚胎移植（IVM/IVF/-ET）：根据输卵管和其丈夫的精液情况决定具体方案 ②腹腔内人工授精：经阴道穿刺2~3个质量较好的成熟卵泡留于腹腔，多余的卵泡取出体外，将处理过的精子注射于腹腔 ③人工破卵后人工授精：阴道穿刺质量较好的成熟卵泡留于腹腔，取出多余的卵子后，根据丈夫精液情况进行人工授精

（宋红娟）

第九节　　肥胖与子宫内膜癌

近年来，我国子宫内膜癌发病率不断升高，并有发病年轻化的趋势。流行病学调查表明，肥胖与多种肿瘤具有相关性，在子宫内膜癌及癌前病变的患者中有 26% ~ 47% 肥胖。国内外调查显示，女性肥胖患者中有 2% ~ 10% 的危险发生子宫内膜癌及癌前病变，大约有 80% 的子宫内膜癌患者超过了平均体重正常值。

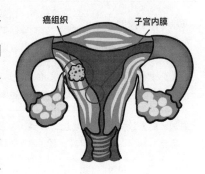

■ 子宫内膜癌

（一）子宫内膜癌的病理分型有哪些？

根据子宫内膜癌的组织学和临床特征将其划分为 I 型（激素依赖型）和 II 型（非激素依赖型）。大多数子宫内膜癌为 I 型，病理类型主要为子宫内膜样腺癌，它和雌激素水平升高、刺激子宫内膜增生有关。而 II 型子宫内膜癌绝大多数为浆液性癌，通常认为是雌激素非依赖性。与 I 型相比，II 型子宫内膜癌分化差、预后差。韦罗妮卡（Veronica）等发现两种类型子宫内膜癌有包括肥胖等共同的病因学因素，BMI 对 I 型子宫内膜癌的影响较 II 型要高。

（二）肥胖如何导致子宫内膜癌？

①肥胖会增加芳香化酶活性，导致体内雄烯二酮在脂肪组织中转化为雌酮，长期持续的雌激素作用直接促进子宫内膜增殖和增殖基因的转录。

②性激素结合球蛋白水平随着肥胖的增加而降低，从而增加了具有生物活性雌激素的积累。③肥胖相关促炎性脂肪因子瘦素、IL-6 和 TNF-α 可抑制正常胰岛素信号转导及引起胰岛素抵抗，从而导致高胰岛素血症、胰岛素样生长因子-1 增加和高血糖症。④在脂肪因子介导的慢性炎症情况下，子宫内膜癌的发生还与细胞应激能增强遗传不稳定性和 DNA 损伤相关。⑤肥胖女性的性激素结合蛋白处于低水平，导致具有生物活性的雌激素处于相对高水平，且肥胖导致的无排卵引起的持续性高雌激素水平，促进子宫内膜的增生。

（三）肥胖对子宫内膜癌有何影响？

1. 肥胖增加子宫内膜癌的发病率

研究表明，超过一半的子宫内膜癌可归因于肥胖。人体脂肪分布可能是肥胖与内膜癌关系间的一个独立因素，向心性肥胖发生子宫内膜癌的风险高于外周性肥胖。此外，BMI 高还与子宫内膜癌患者的死亡风险高相关。一项纳入了 495 477 例患者、16 年随访研究表明，高 BMI 子宫内膜癌患者的死亡相对危险为正常体重患者的 6.25 倍。日本的一项前瞻队列研究发现，每增加 5 个 BMI 单位，患 I 型子宫内膜癌的风险就会明显增加。席尔瓦（Silva）等研究也显示，与正常体重的绝经后女性相比，肥胖女性患子宫内膜癌的风险增加 3 倍。

2. 肥胖子宫内膜癌患者易合并代谢性疾病且死亡风险增加

子宫内膜癌患者易合并肥胖、高血脂、高血糖。肥胖子宫内膜癌患者容易并发高血压、T2DM、高脂血症、肺功能不全等，可增加心血管疾病发病率及死亡率。

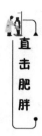

3. 肥胖子宫内膜癌患者手术相关并发症发生率更高

一项关于肥胖与子宫内膜癌手术结局的系统性回顾分析表明，相较于BMI<30 的子宫内膜癌患者，BMI≥30 的患者开腹手术结局更差，主要表现在术中失血量增多、手术时间延长、住院时间延长、围手术期并发症风险较高。肥胖子宫内膜癌患者需麻醉时间更长，心血管并发症及深静脉血栓风险更高，而对于微创手术两者的区别并不显著。

4. 肥胖子宫内膜癌患者的化疗药物代谢异常影响疗效

尽管有研究表明肥胖子宫内膜癌患者因脂肪在肝脏堆积改变了肝脏的血流动力学，降低了药物清除率，但斯帕尔布黑大（Sparreboom A）等研究发现，BMI≥30 肥胖患者较 BMI≤25 者顺铂及紫杉醇的药物绝对清除率高，而阿霉素（多柔比星）及卡铂的血药浓度更高。40% 肥胖子宫内膜癌患者在临床治疗过程中考虑了药代动力学改变、机体代谢异常调控及减少剂量相关不良反应等因素，化疗剂量因此相应减少，从而降低了肥胖子宫内膜癌患者的临床疗效。

（四）肥胖子宫内膜癌的预后怎么样？

肥胖不仅在子宫内膜癌的发生发展过程中发挥不容小觑的作用，对其预后也有很大的影响。有研究表明，有肥胖或糖尿病病史会提高子宫内膜癌的死亡风险，且 BMI 越大，这种相关性越显著。

（五）肥胖子宫内膜癌患者如何进行体重控制与营养治疗？

对于超重子宫内膜癌患者，应将体重控制在健康体重范围，即 BMI 为18.5~24.9。研究表明，休闲和适度的体育活动可降低 33% 子宫内膜癌风险，且肥胖患者受益最大，缺乏锻炼和高 BMI 会降低子宫内膜癌患者的生活质量。

子宫内膜癌营养不良及恶病质患者应给予规范化营养治疗，以达到或保持体重为目标。营养治疗包括营养咨询及药物治疗以提高其食欲。对于厌食、早饱及有低体重风险的患者，建议增加进餐频率，进餐时限制液体量以增加食物摄入。液体应在每餐之间摄入，避免缺水。对于仅靠食物不足以满足营养需求的患者，从市面上购买或自制营养密集的饮料或食物有助于能量和营养摄入。通过以上方法仍不能满足营养需求的，则需要规范营养治疗。

（徐　浩）

参考文献

［1］ONSTAD M A, SCHMANDT R E, LU K H. Addressing the Role of Obesity in Endometrial Cancer Risk, Prevention, and Treatment ［J］. Journal of Clinical Oncology, 2016, 34 (35)：4225-4230.

［2］KAWACHI A, SHIMAZU T, BUDHATHOKI S, et al. Association of BMI and Height with the Risk of Endometrial Cancer Overall and by Histological Subtype：A population-based Prospective Cohort Study in Japan ［J］. Eurapean Journal of Cancer Prevention, 2019, 28 (3)：196-202.

［3］MARISA D S, ELISABETE W, IDLIR L, et al. Excess Body Weight, Weight Gain and Obesity-related Cancer Risk in Women in Norway：The Norwegian Women and Cancer study ［J］. The British Journal of Cancer, 2018, 119 (5)：646-656.

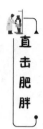
第十节　肥胖与阻塞性睡眠呼吸暂停

一百多年前，人们就开始认识阻塞性睡眠呼吸暂停（obstructive sleep apnea, OSA），其是指各种原因导致的睡眠状态下反复出现呼吸暂停、高碳酸血症及睡眠中断，从而使机体发生一系列病理生理变化的临床综合征。查尔·狄更斯小说中的皮克威克就是肥胖、打鼾、白日嗜睡的 OSA 患者。近年来，随着睡眠医学不断研究发展，人们已经越来越重视睡眠呼吸障碍对身体造成的危害。

（一）　OSA 的流行病学

成人患病率为 2%~4%，60 岁以上人群的患病率高达 20%~40%。全球 30~69 岁人群中，估计 9.36 亿人有 OSA，中重度 OSA 有 4.25 亿人；中国的 OSA 人数最多，有 1.76 亿人，中到重度 OSA 人数为 6552 万，其次是美国、巴西和印度。

（二）　OSA 的病因与危险因素有哪些？

OSA 发生机制是由于上呼吸道的阻塞，呼吸时空气经过的部位出现异常，阻碍了空气的正常通过，当气流不能顺利通过呼吸道时就会引起呼吸暂停。多种原因均可导致 OSA，主要有以下危险因素。

①年龄和性别：成人 OSA 患病率随年龄增长而增加，男女患病比例约 2:1，而女性绝经后患病率明显增加。

②肥胖是公认 OSA 的重要致病因素和危险因素之一，同时 OSA 病情的发展也反过来会加重肥胖、高血压、糖尿病等疾病，互为因果，相互促进。肥胖人群 OSA 发生率约 40%。在严重肥胖患者（BMI ≥ 40.0）中，OSA 患病率为 40%~90%。BMI 每增加 10%，可使睡眠呼吸暂停指数增加

30%。肥胖能解释呼吸暂停低通气指数 30%~50% 的变化，而且是唯一可变因素。中心性肥胖的脂肪组织集中于颈部、躯干，可影响气道结构，使上气道易于塌陷；腹部脂肪增多致肺容积减少；胸壁顺应性下降也增加发生上气道塌陷的风险。

③家族史：OSA 有家族聚集性，有家族史者危险增加 2~4 倍。

④上气道解剖异常，如鼻中隔偏曲、鼻甲肥大、鼻息肉、扁桃体肥大、腺样体肥大、咽腔狭窄、舌体肥大、舌根后坠、颅颌面部畸形等。

⑤饮酒或镇静催眠药物：二者均可使呼吸中枢对缺氧及高二氧化碳敏感性下降，上气道扩张肌肉的张力下降，进而使上气道更易塌陷而发生呼吸暂停，还能抑制中枢唤醒机制，延长呼吸暂停时间。

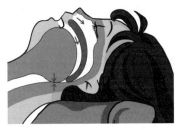

■ 咽腔狭窄

⑥吸烟：刺激上气道的慢性炎症等加重 OSA 病情。

⑦其他相关疾病：脑血管疾病、充血性心力衰竭、甲状腺功能减退、肢端肥大症、声带麻痹、脑肿瘤、胃食管反流、压迫大气道的上纵隔肿物等。

（三） OSA 有哪些临床表现？

患者可表现为打鼾、鼾声间歇及呼吸暂停、夜间窒息感或憋醒、睡眠紊乱，白天出现嗜睡、注意力不集中、记忆力下降、夜尿增多，严重者出现认知功能下降、行为异常等，还可以导致高血压、冠心病、心律失常、脑血管病、认知功能障碍、T2DM、性欲低下等多器官、多系统损害。

OSA 是全身性疾病，与多种疾病密切相关。据统计，未经治疗的重度 OSA 患者病死率比普通人群高 3.8 倍。超过 1/3 的普通高血压患者和超过 80% 的难治性高血压患者都会患有 OSA 疾病。OSA 人群发生卒中的概率是对照组的 4.33 倍，病死率是对照组的 1.98 倍。OSA 患者比正常人出现交通事故的概率高 7 倍以上。

（四）如何诊断 OSA?

①多导睡眠监测：多导睡眠监测是确诊 OSA 及其对严重程度进行分级的金标准，结合临床症状、并发症情况，以呼吸暂停低通气指数作为主要判读标准，夜间最低动脉血氧饱和度（SaO$_2$）作为参考，每小时 5~15 次为轻度，15~30 次为中度，大于 30 次为重度，最低脉氧 85%~90% 为轻度，80%~85% 为中度，小于 80% 为重度。

②气道评估：对 OSA 患者进行气道评估有利于排除气道占位性病变，并已作为外科治疗的常规术前评估项目。

③其他相关评估：常用主观量表有 Epworth 嗜睡评分量表、鼾声量表、柏林问卷（BQ）、Stop-Bang 量表等。

（五）OSA 的治疗方法有哪些?

OSA 应进行长期、多学科的治疗管理。患者应控制体重，包括饮食控制、加强锻炼；应戒酒、戒烟、慎用镇静催眠药物及其他可引起或加重 OSA 药物。

①病因治疗：纠正引起 OSA 或使之加重的基础疾病。

②体位治疗：应对患者进行体位睡眠培训，尝试教给患者侧卧位睡眠等实用方法。

③无创气道正压通气治疗：持续气道正压通气是成人 OSA 患者的首选和初始治疗手段，是标准内科治疗手段之一，通过正确的呼吸机治疗，可以消除各睡眠期出现的呼吸暂停和打鼾。

④口腔矫治器：适用于单纯鼾症及轻中度的 OSA 患者，特别是有下颌后缩者。对于不能耐受持续气道正压、不能手术或手术效果不佳者可作为补充或替代治疗。

⑤外科治疗：通常手术不宜作为本病的初始治疗手段，仅适合于手术确实可解除上气道阻塞的患者，需严格掌握手术适应证。可根据病变部位进行鼻腔手术、扁桃体及腺样体切除术、悬雍垂腭咽成形术、小颌正畸术等。BMI ≥

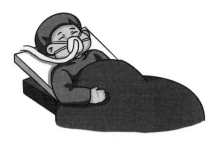

■ 无创气道正压通气治疗

27.5 且呼吸暂停低通气指数每小时大于等于 30 次，可考虑减重手术。手术在减重的同时，能有效改善患者上气道塌陷，减轻和消除呼吸暂停事件。肥胖患者 OSA 与肥胖低通气综合征共患率在 20% 以上，需经有效无创正压通气纠正后方可考虑手术。

⑥药物治疗：目前无疗效确切的药物。

⑦合并症治疗：对于并发症及合并症应给予相应治疗。

OSA 高患病率和临床不良结局，包括心脑血管疾病发生、代谢紊乱等，尤其对于肥胖患者，迫切需要采取多种措施来提高人们对 OSA 的认识，促进 OSA 的诊治，这对人类健康和生活质量的提高会产生非常积极的影响。

（张文辉　王　兵）

参考文献

[1] BENJ A V, NAJIB T A, PETER R E, et al. Estimation of the Global Prevalence and Burden of Obstructive Sleep Apnoea：a Literature-based Analysis [J]. The Lancet, Respiratory Medicine, 2019, 7 (8)：687-698.

[2] 中华医学会呼吸病学分会睡眠呼吸障碍学组. 睡眠呼吸疾病无创正压通气临床应用专家共识（草案）[J]. 中华结核和呼吸杂志, 2017, 40 (9)：667-677.

[3] MASA J F, PEPIN J L, BOREL J C, et al. Obesity Hypoventilation Syndrome [J]. European Respiratory Review, 2019, 28 (151)：1-14.

第二章　肥胖相关代谢性疾病

第十一节　　肥胖与黑棘皮病

家长有时会发现孩子脖子后面有一大片黑色的"污垢"，就像没洗干净一样，其实这不是污垢，而是一种少见的皮肤病——黑棘皮病。流行病学研究发现，肥胖或超重人群黑棘皮病的发生率显著升高。随着体重的减轻，肥胖相关黑棘皮病（Ⅲ型）病变可以得到改善甚至完全消失。

目前，黑棘皮病的发病率越来越高，让我们一起来了解一下这个疾病吧！

（一）什么是黑棘皮病？

黑棘皮病是一种以皮肤色素沉着及天鹅绒样增厚为特征的少见的皮肤病，颈部是黑棘皮病最常见的受累部位，其次是腋窝、外生殖器、腹股沟、股内侧、肘膝屈侧和伸侧、口唇、颊黏膜和脐周。损害广泛时可累及乳晕、结膜、口唇、颊黏膜与脐周，少数情况下几乎可遍及全身。

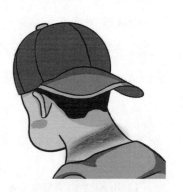

■ 天鹅绒样改变

（二）黑棘皮病是糖尿病吗？

目前在临床上还没有证据表明黑棘皮病和糖尿病有相关性。黑棘皮病虽然不导致肥胖，但黑棘皮病的患者多伴有肥胖。不仅如此，黑棘皮病的发生还与某些肿瘤有一定的关系。因此，在中年的时候发现黑棘皮病，又没有肥胖症状的患者，建议检查一下肿瘤方面的问题。所以，黑棘皮病和其他疾病的相关性，需要综合考虑。

（三）什么人容易得黑棘皮病呢？

黑棘皮病临床分为三型，即 I 型（伴有恶性肿瘤的黑棘皮病）、II 型（家族性黑棘皮病）、III 型（黑棘皮病合并胰岛素抵抗及其综合征）。其病因尚不明确，一般与遗传、肥胖、糖尿病、肿瘤、服用激素类药物等因素有关。其中最常见的就是由于肥胖所引起的黑棘皮病，这种情况多见于肥胖儿童和青少年。还有一种叫恶性黑棘皮病，这种类型与内脏肿瘤相关，多见于老年人。如果老年人出现了黑棘皮病，一定要积极查找内脏肿瘤，及早给予治疗。

（四）黑棘皮病有什么表现呢？

黑棘皮病主要以对称分布色素沉着过度及天鹅绒样斑块为特征，斑片颜色为灰色、棕色或黑色。

（五）怎么判断是不是黑棘皮病？

组织病理学会显示乳头瘤样变。"棘皮症"指的是临床上皮肤如天鹅绒样变厚，而非组织学上的基底层和棘层细胞增厚。大部分病例有角化过度和基底层轻度色素沉着，但临床上我们见到的色素沉着是由于角化过度和临床上的增厚所致。

（六）黑棘皮病能自愈吗？

良性黑棘皮病（III 型）患者有自愈趋势，但恶性黑棘皮病（I 型）往往不会有自愈情况。对于良性黑棘皮病，一般还分为真性良性黑棘皮病与假性黑棘皮病。尤其是对于假性黑棘皮病，往往多见于肥胖患者，此类患者在体重恢复到正常水平之后，往往是可以自愈的；而真性良性黑棘皮病往往在青春期过后也会逐渐减轻。

（七）得了黑棘皮病如何治疗呢？

对于肥胖型黑棘皮病，必须纠正肥胖。随着体重的减轻，早期病变可以得到改善，这类黑棘皮病是肥胖患者常见的皮肤过度角化伴局部肤色加深的特征性改变，是高胰岛素血症和胰岛素抵抗的可靠皮肤标志。

对恶性黑棘皮病的治疗是找出并去除致病的恶性肿瘤，早期诊断和早期治疗可以挽救生命。阿维 A 酯、二甲双胍、维 A 酸、卡泊三醇、尿素、水杨酸、二氧化碳激光和长脉冲绿宝石激光在治疗个别案例中有效。

（八）黑棘皮病能治愈吗？

严重的黑棘皮病很难彻底治好，因为黑棘皮病形成原因比较复杂，而且治疗也很复杂，且容易反复。所以在治疗的时候，主要是尽量延缓疾病发展，或者是尽量缓解疾病症状。

（九）哪些疾病容易误诊为黑棘皮病？

①粒状角化不全：主要表现为红色至褐色的过度角化的丘疹和擦烂区的斑块，最常见于中年妇女的腋窝，而腹股沟区也可被累及。组织学显示角质层增厚及血管增生和扩张，其原因可能是对摩擦、止汗剂或除臭剂的刺激反应。

②道林-德戈斯（Dowling-Degos）病：其是一种网状色素沉着性疾病，身体屈侧部有进行性的色素沉着，伴有软纤维瘤和毛囊角化过度，口

周可有凹陷性痤疮样瘢痕。

综上，当我们发现自己皮肤上有色素沉着并伴有增厚的时候，不要惊慌，及时就医，积极治疗。

（蒋　冠　刘彦群）

参考文献

［1］尚晨，龚凤英，王林杰. 肥胖相关黑棘皮病的发病机制［J］. 国际内分泌代谢杂志，2016，36（6）：416-419.

［2］JEONG K H, OH S J, CHON S, et al. Generalized Acanthosis Nigricans Related to Type B Insulin Resistance Syndrome：a Case Report［J］. Cutis, 2010, 86（6）：299-302.

［3］RAFALSON L, et al. The Asocoadio between Acanthosis Nigicans and Dysglycemia in an Ethnically Diverse Group of Eighth Grade Students［J］. Obesity, 2013, 21（3）：E328-E333.

第二章　肥胖相关代谢性疾病

第十二节 肥胖、糖尿病与消化系统肿瘤

糖尿病是由于胰岛素绝对或相对分泌不足引起的糖、蛋白质、脂肪等营养物质代谢紊乱，以血糖过高为特征的累及全身多个脏器的代谢障碍性疾病。根据 WHO 预测，至 2035 年，全球糖尿病患病人数将由 2015 年的 3.82 亿增至 5.92 亿。近年来，我国恶性肿瘤的患病率也呈显著上升趋势，在发病率和死亡率最高的 5 种恶性肿瘤中，有 4 种来源于消化系统，即胃癌、食管癌、肝癌、结直肠癌。

研究发现，肥胖合并糖尿病与消化系统恶性肿瘤的发生和发展有着密切关系，某些恶性肿瘤在高血糖状态患者群体中表现出更高的患病率和病死率。糖尿病与消化系统恶性肿瘤具有许多共同的危险因素，但这两种疾病之间潜在的发生机制尚不完全清楚，糖尿病本身及其相关的多种代谢异常可能在其中发挥着重要作用。

（一） 肥胖合并 T2DM 与消化系统恶性肿瘤发生发展有何关系？

1. 肥胖合并 T2DM 与肝癌

原发性肝癌是我国最常见的恶性肿瘤之一。近年来通过对原发性肝癌病因的研究发现，其发生除了与肝炎、酗酒等危险因素有关外，与肥胖合并 T2DM 的关系也很紧密。

糖尿病患者因自身胰岛素抵抗导致脂质代谢发生障碍，大量甘油三酯和游离脂肪酸在肝脏内沉积，形成 NAFLD，肝脏经慢性炎症反复刺激后易发生癌变。杰哈等将 200 例肝癌患者与 250 例非肝癌患者对照组进行比较

发现，糖尿病在肝癌患者中的发生率明显高于非肝癌组，这提示肝癌发生与糖尿病相关。辛格等对 13 项肝癌相关性研究发现，糖尿病与肝癌的发病率和病死率均显著相关，提示糖尿病是原发性肝癌的一个独立危险因素且影响肝癌患者的预后。

2. 肥胖合并 T2DM 与胰腺癌

在各类消化系统恶性肿瘤与糖尿病相关性的探讨中，糖尿病与胰腺癌风险的关系最早被关注，与糖代谢正常的人群相比，糖尿病患者患胰腺癌的风险显著增加。一种观点认为，非糖尿病导致胰腺癌的病因如慢性胰腺炎等可能破坏胰腺的内分泌功能，最终导致糖尿病的发生。另一种观点认为，考虑两者发病为同源器官，糖尿病可能是胰腺癌的病因和首发症状。

3. 肥胖合并 T2DM 与结直肠癌

结直肠癌是全球范围发病率排名第三、死亡率排名第二的恶性肿瘤。禹（Woo）等一项基于韩国人群的大规模队列研究发现，糖尿病与结直肠癌发病风险增高有关。邓（Deng）等研究提示 T2DM 患者的结直肠癌发生风险增加 1.26 倍。

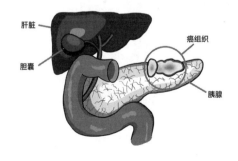

■ 胰腺癌

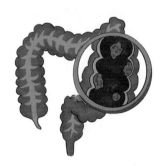

■ 结直肠癌

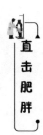

（二） 肥胖合并 T2DM 是如何影响消化系统恶性肿瘤的进展？

1. 高血糖状态

研究表明肿瘤细胞具有嗜糖性，比周围组织更快地运输和摄取葡萄糖，其一直被认为促进了糖尿病患者癌变和癌症的发展。高血糖增加了多种恶性肿瘤患病率和死亡率。高葡萄糖水平通过多种途径促进肿瘤生长，包括促进肿瘤细胞增殖、迁移和侵袭性，诱导细胞凋亡抵抗及提高化疗耐药性等。

（1）高血糖对肿瘤细胞增殖的影响

桥西（Joshi）等在分析糖尿病与癌症相关性时指出，高血糖状态可以为恶性肿瘤细胞的快速增殖提供营养基，从而促进肿瘤细胞的增殖。

（2）高血糖对肿瘤细胞迁移的影响

李（Li）等认为高血糖可促进胰腺癌细胞迁移侵袭。萨沙（Sascha）等对具有上皮特征的癌前期 H6c7-kras 胰腺细胞研究发现，高血糖可通过增加转化生长因子 β1（TGF-β1）的表达和分泌，激活 TGF-β1 信号传导，从而促进肿瘤细胞转移。

（3）高血糖对肿瘤细胞侵袭的影响

与正常浓度葡萄糖中培养的胆管癌细胞相比，降低血糖或使用转录激活子 3 抑制剂可降低胆管癌细胞的侵袭，因此认为高血糖可能通过激活转录激活子 3 增加胆管肿瘤细胞的侵袭性作用。

（4）高血糖对肿瘤细胞凋亡抵抗的影响

p53 是重要的肿瘤抑制因子，能够保护细胞免受肿瘤发生。研究认为高血糖可通过减少 46 位丝氨酸磷酸化，从而抑制 p53 促凋亡特性。

（5）高血糖增加肿瘤细胞化疗耐药性

研究认为，高血糖可减弱胃癌细胞对 5-氟尿嘧啶的化学敏感性，提示高血糖导致胃癌细胞的耐药性。高血糖可以加速肿瘤细胞的生长并缩短总体存活时间。因此，控制高血糖可能对癌症患者具有重要的治疗意义。

2. 高胰岛素血症

肥胖合并 T2DM 患者往往伴有高胰岛素血症。胰岛素与胰岛素受体结合，通过激活多种信号通路促进癌症的发展。T2DM 患者胰岛素抵抗和高胰岛素血症常同时存在，在促进癌症的发生和增加死亡风险方面，胰岛素抵抗和高胰岛素血症可能存在协调促进的作用。

3. 胰岛素生长因子-1

胰岛素生长因子-1 是一种在结构和功能上与胰岛素相似的多肽激素，直接或间接地促进肿瘤的增殖和迁移。滕（Teng）等对小鼠结肠癌细胞 MC38 研究发现，胰岛素和胰岛素生长因子-1 通过激活 ERK1/2-JNK 途径，促进肿瘤细胞的增殖和抑制细胞凋亡，这一机制可能加速了 T2DM 结肠癌患者的进展。

4. 氧化应激

高血糖可诱导活性氧生成，损伤 DNA 导致基因突变而诱导癌症的发生，还可以氧化肿瘤细胞侵袭的关键分子，促使肿瘤细胞转移。李（Li）等研究表明，高血糖能够通过 p38MAPK 和 ERK 信号途径增加胰腺癌细胞内硫氧还原蛋白相互作用蛋白的表达。

5. 炎症因子

肥胖合并 T2DM 患者长期高血糖状态下的代谢失调会引起一系列的促炎因子产生，这些因素与肿瘤的发展密切相关。萨利姆（Saleem）等认为，这些促炎因子能够刺激癌基因表达，促进肿瘤细胞增殖。

6. 类固醇激素失调

类固醇激素是与癌症发生和发展相关的一种最常见的激素类型。高胰岛素血症和胰岛素生长因子-1可抑制性激素结合球蛋白的合成，促使有生物活性的性激素增加及乳腺癌和子宫内膜癌等性激素依赖性癌症的进展。

7. 微环境改变

肿瘤糖代谢在有氧条件下也以糖酵解为主要糖代谢途径，将葡萄糖转化成乳酸并提供能量。癌症的发展和侵袭部分原因是无氧葡萄糖代谢产生的酸性微环境。

肥胖合并T2DM患者消化系统恶性肿瘤的发病率和死亡风险均增加。因此，我们应加强T2DM患者肿瘤筛查，以便实现早发现、早诊断、早治疗。此外，糖尿病与消化系统恶性肿瘤之间存在一些共有的危险因素，如肥胖、高血压、高血脂等。因此，健康的生活方式不仅适用于糖尿病的预防，还适用于消化系统恶性肿瘤的预防，保持规律作息、适当增加运动、合理控制饮食等对两者同样重要。

（朱　宏）

参考文献

[1] SONG S, WANG B, ZHANG X, et al. Long-Term Diabetes Mellitus Is Associated with an Increased Risk of Pancreatic Cancer: A Meta-Analysis [J]. PLoS One, 2015, 10 (7): e0134321.

[2] BRAY F, FERLAY J, SOERJPMATARAM I, et al. Global Cancer Statistics 2018: GLOBOCAN Estimates of Incidence and Mortality Worldwide for 36 Cancers in 185 Countries [J]. CA: A Cancer Journal for Clinicians, 2018, 68 (6): 394-424.

[3] RAHN S, ZIMMERMANN V, VIOL F, et al. Diabetes as Risk Factor for Pancreatic Cancer: Hyperglycemia Promotes Epithelial-mesenchymal-transition and Stem Cell Properties in Pancreatic Ductal Epithelial Cells [J]. Cancer Letters, 2018, 415: 129-150.

第十三节　　肥胖与胆囊结石

胆囊结石是一种常见病、多发病，为了让大家更好地理解胆囊结石与肥胖症之间的关系，下面从胆囊结石的概念、发病率、病因、临床表现、危害、筛查、预防与治疗等方面来讲述。

（一）胆囊结石发病率有多高？

胆囊结石是指发生在胆囊内的结石，主要为胆固醇结石或以胆固醇为主的混合性结石和黑色素结石，多见于成人，在 40 岁后发病率随年龄增长而增加，女性常多于男性。目前国内尚无全国性胆囊结石流行病学资料，有研究表明我国成人胆囊结石发病率约为 10%，中年妇女甚至高达 15%，其中 70% 以上的胆囊结石属胆固醇类结石。

（二）胆囊内为什么会有结石？

胆囊内形成结石的原因多种多样，任何可能导致胆囊内胆固醇析出的因素都有可能导致胆囊内结石的形成。除此之外，还与胆囊功能、细菌因素等其他疾病有关。目前，常认为与 "4F"，即 fat（肥胖）、female（女性）、forty（四十岁）、fertile（多次生育）最相关，除此之外，还有 famliy（家族史）与之有关。其他相关因素还包括以下 4 方面.

①体质量快速减少等不合理的减肥方法，可能导致胆囊结石形成。

②高脂肪饮食会增加患胆囊结石的机会，同时低纤维、高能量饮食可增加胆汁胆固醇饱和度；不良饮食习惯（餐次、饮食规律）会减少胆汁的分泌，而胆固醇不会减少，进而增加获得胆囊结石的风险。

③某些药物可导致胆囊结石形成，如头孢曲松、避孕药、生

长抑素等。

④各种相关疾病，如肝硬化、糖尿病、胃切除术后、十二指肠憩室、慢性胰腺炎、胰腺癌、甲状腺功能亢进等可能是胆囊结石的易发因素。

（三）胆囊结石的表现有哪些？

大部分胆囊结石患者没有不适，因而也被称为无症状结石。随着健康体检的普及，无症状结石发现率也越来越高，多数患者只需随访观察。只有少数患者出现阳性体征，即右上腹压痛或叩痛。胆囊结石极少引起黄疸，即使有也较轻。小的胆囊结石也可进入胆囊管、胆总管引起胆源性胰腺炎，结石导致胆汁流出不畅或可引起胆囊积液和感染，发展为急性化脓性胆囊炎，严重者可形成坏疽性胆囊炎。

Mirizzi 综合征是特殊类型的胆囊结石，指由于胆囊管与肝总管伴行过长或者胆囊管与肝总管汇合位置过低，持续嵌顿于胆囊颈部和较大的胆囊管结石压迫肝总管，引起肝总管或胆总管梗阻，导致反复炎症发作，形成胆囊炎和胆管炎及黄疸反复发作的临床表现。较大的结石经由十二指肠乳头进入肠道后，还可引起肠梗阻，称为胆石性肠梗阻。

（四）胆囊结石有哪些危害？

胆囊结石危害很多，结石移位可能会造成胆囊管梗阻，进而导致急性胆囊炎、胆管炎等急性炎症，且增加胆源性胰腺炎发生的可能性。而胆囊结石的长期存在可能会造成不同程度的肝功能不全，伴有长期的消化不良、腹胀、恶心等消化道症状，降低患者长期生活质量。除此之外，胆囊结石的长期存在，有可能刺激胆囊壁，形成胆囊息肉。一些肿瘤性息肉生长迅速，比较大的单个息肉很容易引起癌变，最终导致胆囊癌的发生。

（五）如何早期发现胆囊结石？

常规腹部超声检查是诊断慢性胆囊炎、胆囊结石的首选。除此之外，如临床高度怀疑胆囊结石而腹部超声检查阴性者，建议行 MRI、内镜超声或 CT 检查。高风险人群，如肥胖、缺乏运动、不吃早餐，患脂肪肝、糖尿病、高血压、高脂血症等其他疾病和有胆囊结石家族史者建议定期前往医院专科进行筛查和评估。

（六）怎么预防与治疗胆囊结石？

胆囊结石的发生与其病因息息相关，高危患者和普通人群都应注意预防胆囊结石的发生，要进行适当的运动，保持规律、低脂、低热量的饮食，保持正常的生活作息等，并定期进行健康体检，听从医生建议，并随时复诊。

胆囊结石的治疗包括以下几方面。

1. 无症状胆囊结石

此类患者往往在健康体检时被确诊，多可长期观察及随诊，并进行定期健康体检。该类患者由于肝功能障碍或可能发生胆囊癌，建议每年随访一次，包括体格检查、腹部超声检查等。同时，直径大于等于 1cm 的胆囊息肉或伴发胆囊结石的患者，不论有无症状，均建议行胆囊切除术。

2. 诱发急性症状的胆囊结石

若患者胆囊结石发作出现症状或有并发症，或伴有以下情况时应首先考虑手术治疗：①胆囊结石数量多及胆囊结石大于等于 2~3cm；②胆囊壁钙化或瓷性胆囊；③伴有胆囊息肉大于等于 1cm；④胆囊壁增厚（大于3mm），即伴有慢性胆囊炎。

手术术式首选腹腔镜胆囊切除术，具有创伤小、痛苦少、术后恢复快等优点。若患者伴有慢性炎症或不宜立刻进行手术，且腹部超声检查评估为胆囊功能正常、X线检查阴性的胆固醇结石，可考虑口服溶石治疗。常用的药物有熊去氧胆酸，也是目前唯一被美国食品药品监督管理局（FDA）批准用于非手术治疗胆结石的胆汁酸药物。

参考文献

［1］何相宜，施健. 中国慢性胆囊炎、胆囊结石内科诊疗共识意见（2018年）［J］. 临床肝胆病杂志，2019，35（6）：1231-1236.

［2］TAZUMA S, UNNO M, IGARASHI Y, et al. Evidence-based Clinical Practice Guidelines for Cholelithiasis 2016 ［J］. Journal of Gastroenterology, 2017, 52（3）：276-300.

［3］YU D D, ANDRALI S S, LI H Z, et al. Novel FXR（farnesoid X receptor）Modulators：Potential Therapies for Cholesterol Gallstone Disease ［J］. Bioorganic & Medicinal Chemistry, 2016, 24（18）：3986-3993.

肥胖会引起各种生理和心理问题，其中一个问题比较隐晦，患者也不太愿意提及，那就是肥胖引起的性功能问题。正常男性体内存在极少量的雌激素，这些雌激素大部分是由雄激素转化而来的，极少部分由精囊直接分泌，雌激素对垂体的促性腺素分泌和睾丸的睾酮分泌都有很重要的调节作用。

（一）为什么肥胖会影响性功能呢？

肥胖男性体脂量增加，就会使雄激素过多转化成雌激素，而较高的雌激素浓度会抑制垂体促性腺激素的分泌，从而导致睾酮分泌减少。由于精子数、性欲勃起、射精及高潮的感受都会受到雄性素的影响，因此肥胖者会出现不同程度的性功能减弱。

此外，部分肥胖患者合并有糖尿病或高血压，而合并症和用药等因素可直接影响性功能，引起性欲下降、男性阳痿和女性性欲淡漠。

有一种在肥胖者中比较普遍的疾病，虽然可能很多人都没有听说过，但是这种情况在生活中并不少见，那就是性窘迫综合征。性窘迫综合征是指性生活时，男子情绪不稳定，一旦受到外界的刺激，即使是比较小的声音，阴茎就会回缩，导致性交中断。这个病本质上是一种心理障碍性疾病。性窘迫综合征的发生大多由精神、心理因素造成，性交时多有恐惧、焦虑、担心等，常伴发心悸、心慌气短、腰膝酸软、健忘多梦等症状。

（二）性窘迫综合征的原因有哪些？

有数据显示，肥胖人群中性窘迫综合征很常见。即使性窘迫属心理性疾病，但导致肥胖患者这种心理性疾病的原因，仍离不开生理因素。

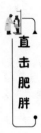

1．脂肪堆积

当过量的脂肪导致血管堵塞，使得载有氧气和营养成分的血液不能顺利到达，会导致器官无法获得充足的营养成分，从而导致勃起障碍、性生活不持久等。

2．性行为不便

过于肥胖的人群在过性生活时可能发生行动不便，比如由于股围太大，大腿和臀部脂肪连在一起，导致性交时阴茎不能顺利进入阴道，从而影响性生活正常进行。

3．性欲降低

肥胖男性体内脂肪的增加使雄激素较多转化成雌激素，血液中雌激素浓度增加，会逐渐趋向女性化，造成性欲减退，勃起功能减弱，甚至出现射精障碍。

所以，虽然肥胖人群的性窘迫属于心理性疾病，但患者的生理状态仍不容小觑。需要指出的是，不要以为性窘迫仅存在于男性，肥胖女性同样会因阴蒂充血受阻而面临性生活冷淡、性欲降低的可能。肥胖是现在正快速流行的新兴疾病。我们需要了解的是，肥胖不仅会损害健康和寿命，也会伤害患者的性生活。

（陈　浩　耿德勤）

第三章

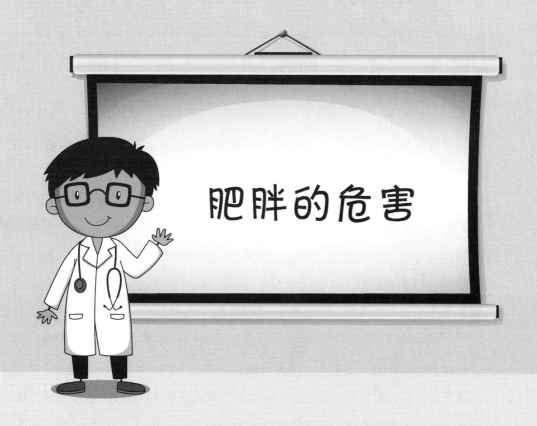

肥胖的危害

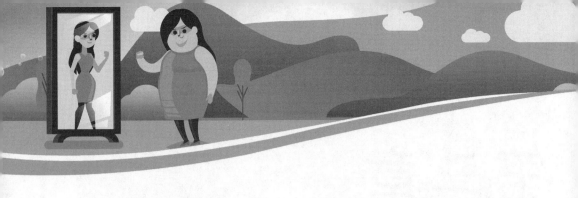

第一节　　　肥胖与寿命

20世纪人类平均预期寿命的显著提高被认为是最伟大的成就之一。预期寿命的增加是因为疾病和死亡的主要原因发生了改变，特别是传染病和急性病的减少。

肥胖可以通过不同的途径对预期寿命产生影响。一方面，肥胖增加慢性病的发病率。研究发现，BMI增高不仅与高血压、T2DM、高脂血症等代谢性疾病的发病率增加有关，而且与肿瘤的发生也存在密切的关系，如肥胖与绝经后妇女结肠癌、直肠癌、乳腺癌、子宫内膜癌、肾癌、食管癌和胰腺癌之间存在明显的相关性。最近一项涉及500多万英国成人的队列研究显示，在经过7.5年观察期后，BMI与17种最常见癌症存在关联，且都会增加患者的死亡风险，降低预期寿命。

另一方面，肥胖影响慢性病的预后与转归，如患有呼吸系统疾病的肥胖人群，其死亡率更高。在中东呼吸综合征和H1N1流行期间，肥胖患者结局更差，死亡率更高。与体重正常的新型冠状病毒感染患者相比，肥胖的新型冠状病毒感染患者的严重并发症和死亡率更高。因此，在感染流行期间，肥胖人群更应该得到关注，也应该成为疫苗接种的优先人群。

相关研究就肥胖对寿命的影响进行了量化，结果发现肥胖对预期寿命存在明显的危害，肥胖程度越严重，其危害也就越大。研究表明，一个人发生肥胖的年龄越轻，在健康或寿命方面受到的负面影响也就越严重。

肥胖及其相关疾病已在世界范围呈流行趋势，给个人、家庭和整个社会都带来了沉重的负担。特别是肥胖会降低预期寿命，更应该引起我们的重视。肥胖对预期寿命的影响是能够预防的。因此，除了对肥胖及其相关疾病进行合理、科学、深入、系统的研究与治疗之外，我们还应该加强科普宣传，让更多的人认识到肥胖的危害，及早地进行预防和干预，进而提高预期寿命。

第二节　肥胖的精神与心理问题

肥胖症的德语 "Fettsucht" 翻译为 "对肥胖成瘾"。从心理动力学的角度来看，肥胖属于进食障碍性疾病。肥胖不仅与躯体疾病关系密切，而且也会引起多种精神和心理问题。肥胖患者经常会伴随着各种心理问题，与体重有关的负性评价会使他们感到自卑、无助甚至自暴自弃。此外，肥胖与重度抑郁症、双相情感障碍、焦虑症、创伤后应激障碍、人格障碍及酒精使用障碍等精神疾病都具有相关性。

（一）肥胖心理问题有哪些流行病学特性？

流行病学调查认为，抑郁症及焦虑状态这些情绪、心理异常在肥胖人群中有较高的发病率。肥胖和情绪调节异常存在互相促进的现象，其机制可能为肥胖导致下丘脑-垂体-肾上腺轴（HPA 轴）异常，同时存在高胰岛素血症、瘦素抵抗和胰岛素抵抗，伴有白介素等炎症因子水平升高。而抑郁症等可能导致 HPA 轴异常和慢性炎症状态，促进肥胖的发生、发展。

对体重自我感知的思想很大程度上植根于文化规范，这些规范定义了什么才是有吸引力的和可以接受的。体重的自我感知也与心理健康结果相关，也是将肥胖与心理健康联系起来的常见机制。负面的身体形象和身体不满已被暗示为各种形式心理病理学的危险因素，包括抑郁症、焦虑症和进食障碍。因此，对身体不满的人极有可能面临精神健康问题的风险。

肥胖患者的心理状态和正常人群有显著的差异，他们更容易出现焦虑、抑郁等心理问题。肥胖与心理和精神障碍之间的关系是复杂的。肥胖相关的心理及精神障碍的患病率在上升，社会和医疗卫生行政部门对这一严重的公共卫生问题的认识也在提高。我们应高度关注并采取相应的积极措施，减缓肥胖所致心理和精神障碍的发生，从而保障人们的身心健康，增强人们的幸福感。

（二）肥胖与抑郁有关系吗？

肥胖与抑郁之间存在双向联系。抑郁症以情绪低落、兴趣减少或丧失及精力减退为主要临床表现，可分为两种类型。其中一种抑郁症状典型，以饮食减少、体重下降及失眠和自杀意念为主；另一种症状不典型，以食欲增加、体重增加、嗜睡及肢体灌铅样表现为主。相关研究已证明，肥胖会导致易感患者发生重要的生理、心理和行为变化，如激素和细胞因子的表达异常、反刍思维过程的变化及活动减少，这些变化都是抑郁症已知的危险因素。而通过减肥的方法能有效地改善抑郁症状，说明肥胖在抑郁的发病过程中发挥重要的作用。

抑郁症患者的肥胖比例高于正常人，这与抑郁症患者 HPA 轴异常，同时存在高胰岛素血症、运动减少及使用抗抑郁药物等因素有关。此外，从心理动力学的角度来看，肥胖可能是患者为了缓解抑郁情绪而采取过量进食所导致的结果。

（三）肥胖与创伤后应激障碍有关系吗？

创伤后应激障碍指经历地震、战争、恐怖袭击、强奸、重大交通事故等重大创伤性事件后，出现的一种以闯入性创伤记忆、高警觉性和回避为主要临床表现的心理障碍。创伤后应激障碍患者除 HPA 轴失调外，其大脑奖赏系统也出现改变，同时伏隔核多巴胺释放增强，这是饮食行为紊乱和药物、酒精、赌博成瘾的一个关键因素。

（四）肥胖症的行为学疗法有哪些？

由于肥胖所致外在形象的改变，给患者带来不良的主观体验，易引起自卑、沮丧等负性情绪及阻塞性睡眠呼吸暂停综合征（OSAS）等问题，这些都大大降低了患者的自尊，增加病耻感。由此可见，肥胖患者的心理问题引起的危害是巨大的，值得我们的重视，且需要积极地干预，目前主要采取治疗肥胖症和改善心理问题等措施。

肥胖症的治疗方式包括行为学疗法、药物和手术治疗。行为学疗法是最主要的治疗方式，主要通过改变饮食习惯、饮食结构及运动来达到减肥的目的。合理的饮食控制能在短期内使体重明显下降，但要维持减重的成果经常相当困难，常需要搭配运动及配合低热量饮食。如果良好的饮食控制无法有效减重，则可以考虑搭配减肥药物来减低食欲和抑制脂肪吸收。如果饮食、运动甚至搭配药物都不见效，则应考虑减重手术。严重肥胖者接受手术后能够长期减轻体重、改善肥胖相关问题，并降低死亡率。

（耿德勤　陈　浩）

第三章　肥胖的危害

参考文献

［1］SHAMSWHITE M M, ROMAGUERA D, MITROU P, et al. Further Guidance in Implementing the Standardized 2018 World Cancer Research Fund/American Institute for Cancer Research（WCRF/AICR）Score［J］. Cancer Epidemiology, Biomarkers & Prevention, 2020, 29（5）: 889-894.

［2］付佐娣, 赵子厚, 王连英, 等. 北京社区人群高尿酸血症患病率与肥胖关系的研究［J］. 中国糖尿病杂志, 2021, 29（1）: 30-34.

［3］赵康, 朱涵菲, 花红霞, 等. 国内外超重和肥胖人群心理卫生相关研究的热点［J］. 中国心理卫生杂志, 2021, 35（1）: 52-59.

［4］GŁUSZEK S, BOCIEK A, SULIGA E, et al. The Effect of Bariatric Surgery on Weight Loss and Metabolic Changes in Adults with Obesity［J］. Internation Journal of Environmental Research and Public Health, 2020, 17（15）: 5342-5352.

美国临床内分泌专家/国际标准认证分析师（AACE/ACE）研究认为，肥胖的发病率、死亡率及功能性损伤与医疗费用的社会经济方面高度相关。同时，肥胖也是当今最常见疾病的危险因素，如心血管疾病、糖尿病、高血压、癌症、负重关节等退行性疾病，因而是一个复杂的社会问题。

（一）肥胖在全球的发展趋势？

在全球范围内，1980—2013 年，BMI 在 25.0 或以上的成人比例男性从 28.8% 上升到 36.9%，女性从 29.8% 上升到 38.0%。在欧洲，肥胖症已经达到流行的程度，西班牙处于领先位置，成年人口的肥胖率约为 25%。他们中的一些人接受危险的减肥方法、外科手术等，以减轻体重并缓解精神压力下的身体畸形。事实上，肥胖已经成为仅次于烟草使用的第二大可预防死亡因素。

（二）中国肥胖发展情况如何？

我国庞大的肥胖群体背后是一个巨大的经济黑洞：仅 2003 年，我国成人可归因于肥胖所带来的高血压、糖尿病、冠心病及脑卒中造成的直接经济负担就高达 211 亿元，肥胖问题将成为我国未来经济发展和公共卫生系统的一枚定时炸弹。

卫生部在 2003 年发布的《中国成人超重和肥胖症预防控制指南》中，肥胖已经被列为一种疾病。据相关研究人员介绍，肥胖很容易引起"三高"，即高血压、高血脂和高血糖。这"三高"会造成血管的动脉粥样硬化，就像水管里的斑斑锈迹，这些"锈迹"脱落下来就容易造成血管破裂和堵塞，如果这种情况发生在脑部就是脑出血。这些脱落下来的"锈迹"堵塞了血管，会造成脑栓塞和冠心病等。肥胖及其相关疾病已在世界范围呈流行趋势，对个人、家庭、社会造成沉重的负担，应该引起我们的重视，只有在进行科学、深入、系统的分析研究的情况下才能全面认识和防治肥胖。

（耿德勤　陈　浩）

参考文献

［1］NG M, FLEMING T, ROBINSON M, et al. Global, Regional, and National Prevalence of Overweight and Obesity in Children and Adults During 1980-2013: a Systematic Analysis for the Global Burden of Disease Study 2013 ［J］. Lancet, 2014, 384 （9945）: 766-781.

［2］BHASKARAN K, DOUGLAS I, FORBES H, et al. Body-mass Index and Risk of 22 Specifific Cancers: a Population-based Cohort Study of 5·24 Million UK Adults ［J］. Lancet, 2014, 384 （9945）: 755-765.

［3］CHAN J S Y, YAN J H, PAYNE V G. The Impact of Obesity and Exercise on Cognitive Aging ［J］. Frontiers in Aging Neuroscience, 2013, 5: 97-104.

2015 年全球疾病负担研究系列报告显示，全球肥胖人数最多的国家是中国和印度，而儿童肥胖人口最多的国家是美国和中国。中国由于巨大的人口基数，超重人口绝对数跃升至世界第一。

肥胖和超重既是关乎个人健康的重大问题，也是关乎社会经济负担的社会问题和经济问题。2017 年《新英格兰医学期刊》的调查报告显示，全世界大约有 22 亿人超重，占全球总人口的 1/3，同时，大约 7.12 亿人（占全球总人口的 10%）是肥胖人群。

（一）肥胖到底需要多少成本？

肥胖的成本框架包括 3 个方面：经济、社会文化、环境。其中，经济成本既包括全社会因为肥胖人群而额外增加的社会成本支出，也包括肥胖人群个人收入的减少、对学习成绩的影响等。专家认为，由于肥胖所带来的经济负担包括直接负担与间接负担。直接负担主要指医疗保健系统的开销，如住院、门诊、药物等花费；间接负担则包括因肥胖引起的诸多影响，如退休前增加的死亡率、残疾和由此对生产力造成的影响。

（二）国际数据如何？

麦肯锡全球研究院 2014 年发布的报告指出，可将肥胖对国家经济的影响等同于武装冲突和烟草，而大于酒精和气候变化等带来的影响。30 多年前，在美国因肥胖而产生的直接医疗成本就高达 700 亿美元，约占总医疗成本的 7%。目前，由于肥胖导致的疾病负担及对经济生活的影响，每年耗费英国经济成本约 470 亿英镑。

还有专家针对肥胖的交通成本进行调查研究。2009 年公布的报告指出，肥胖司机更倾向于买较大的车，汽车主人平均每增加 1 磅，汽车燃料每年会增加 4000 万加仑，这可能会导致更多能源消耗。调查人员利用美国航空部门的运输费用和里程数，对美国航空部门 1990—2000 年因为肥胖而造成燃料损失的成本进行估算，按照每加仑燃料费 0.79 美元来计算，在 2000 年因为肥胖、超重而造成燃料费用的额外损失是 2.75 亿美元。

（三）中国的数据怎样？

中国人体重控制研究课题通过对比 1992—2002 年的全国营养调查数据发现，20 年间，我国居民超重率增加了近 3 倍，肥胖率增加了近 4 倍。研究过程中发现，肥胖的危害超乎想象。根据中国疾病预防控制中心的一项调查结果显示，2003 年中国超重和肥胖所造成的高血压、糖尿病、冠心病、脑卒中的直接经济负担分别为 89.7 亿元、25.5 亿元、22.6 亿元和 73.3 亿元人民币，合计直接经济负担高达 211.1 亿元人民币，占 4 种病合计直接疾病负担的 25.5%。以糖尿病为例，我国糖尿病直接卫生费用在 2004 年已高达 574.69 亿元，每位糖尿病人年直接卫生费用是非糖尿病人的 2.47 倍，约占当年全国卫生总费用的 7.57%，其比例已接近发达国家水平。而伴有微血管和大血管合并症的糖尿病患者的年度直接医疗费用比没有合并症的患者高 10 倍多。到 2030 年，全球为预防糖尿病及其合并症的发生预计支出将会增至 4900 亿美元。

随着中国肥胖人群日益增多，不仅直接经济负担增加，肥胖带来的间接经济成本更是急剧上升。波普金（Popkin）的一项研究显示，美国 2000 年因肥胖带来的间接经济负担相当于当年国民生产总值的 3.58%。他预计，到 2025 年这个数字将超过 8.7%。在 2000 年，由于肥胖而导致的生产力损失约 43 亿美元，但是到 2025 年，这个数字将急剧增加到 106 亿美元。因为肥胖导致的经济负担和花费也在急剧上升，2000 年为 490 亿美元，到 2025 年将达到 1120 亿美元。

（四）肥胖会降低经济增长的脚步吗？

一份长达 250 页的标题为《肥胖的沉重负担：预防经济学》的报告指出，经济合作与发展组织（简称"经合组织"）估计肥胖及其相关的健康并发症将降低其成员国的年经济增长，这些成员国包括美国、英国、比利时、法国、德国、意大利、葡萄牙、西班牙、智利和墨西哥。就目前的调查结果而言，这些国家中 1/2 的人饮食不健康，1/3 的人没有进行足够的体育锻炼，2/5 的人没有摄入足够的水果和蔬菜。世界肥胖联合会前任首席执行官约翰娜·拉尔斯顿指出，全世界肥胖率上升主要是对"致肥胖环境"的反应。2017 年，北京大学公共卫生学院和联合国儿童基金联合会发布的《中国儿童肥胖报告》显示，1985—2014 年，我国 7 岁以上学龄儿童超重率由 2.1% 增至 12.2%，肥胖率则由 0.5% 增至 7.3%，相应超重、肥胖儿童人数也由 615 万人增至 3496 万人。

如果这样的生活状态不发生逆转，那么在接下来的 30 年中，将会有 60% 糖尿病、18% 心血管病、11% 痴呆和 8% 癌症病例是由肥胖引起的，而这将导致 4.62 亿新发心血管疾病和 2.12 亿新发糖尿病患者。肥胖不仅仅是个人问题，更是国家问题。

（五）面对危机，我们该怎么做？

经合组织公共卫生前任首席经济学家米歇尔·切奇尼认为，"颁布改革致肥胖环境的政策是减少超重人群的重要方法，同时也是一项了不起的投资"。目前，应该通过一系列政策，包括广告法规、食品和菜单标签、大众媒体宣传、体育活动、移动应用、学校计划和公共场所健康计划的制订来促进大众减重或保持健康体重，而在这些方面每花费 1 美元，就将有超过 5 美元的投资回报。

纵观国外研究机构的统计数据，我国正在实施一系列的措施控制超重人口。2003 年卫生部疾控司组织专家编写《中国成人超重和肥胖症预防控制指南（试行）》，该指南囊括了各种控制体重的方法。健康中国要向"脂老虎"宣战，提出了 8 条建议，包括：①制订长期健康政策；②构建上下联动、防治结合、中西医并重的慢性病防治体系；③加大预防力度；④加强健康教育；⑤倡导合理膳食结构；⑥发展全民健身运动；⑦出台鼓励多种对肥胖的研究、预防和治疗政策；⑧推动以控制体重为主的专业健康管理机构发展。国家虽然提出了一系列的管控方法，但是光靠管控和奖励，并不能把体重管控下来，要想减肥，还得靠自律。

（邵永李超孟松）

第四章

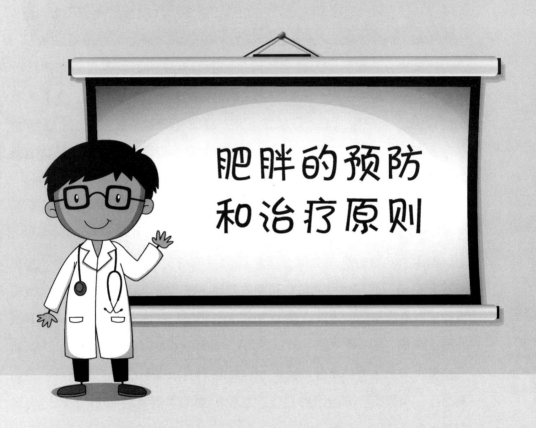

肥胖的预防
和治疗原则

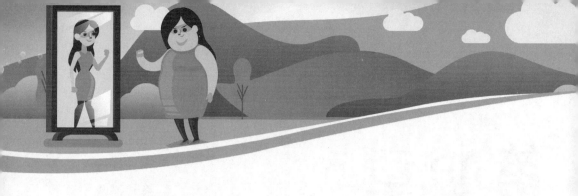

第一节　　肥胖的国内外研究

近年来，全球肥胖人数日益增多。肥胖对人的影响不仅是体态的改变，更重要的是会引起一系列相关疾病，如高血压、高脂血症、胰岛素抵抗、T2DM、高尿酸血症、脂肪性肝病、睡眠呼吸暂停综合征、多囊卵巢综合征等，使心、脑血管意外和恶性肿瘤的发生概率显著增高，严重威胁着人们的身体健康。据美国国家健康数据中心 2016 年的数据报告，1999—2000 年美国超重及肥胖人群占人口总数的 30.5%，而 2017—2018 年则上升至 42.4%，其中重度肥胖症人群患病率由 4.7% 上升至 9.2%。

国内的发展趋势也类似。《中国居民营养与慢性病状况报告（2020年）》显示，我国居民的超重和肥胖问题不断凸显，城乡各年龄组居民超重和肥胖患病率持续上升，超过 50% 的成年居民的体重达到超重（即 BMI 24.0~28.0）或肥胖（即 BMI≥28.0）。此外，6 岁以下儿童和 6~17 岁的儿童青少年超重肥胖率分别达到 10.4% 和 19%。同时，与肥胖关系密切的高血压、糖尿病、高胆固醇血症、恶性肿瘤的发病率与 2015 年相比均有显著上升。

WHO 早已将肥胖定义为慢性病，然而公众及政府相关部门却未给予足够重视。因而，迫切需要对公众进行有关肥胖的健康教育，包括政策法规的解读，政府、餐饮业、学校、医院、个人的全方位参与，使全社会知晓肥胖的危害，并一起来预防肥胖，守护人类的健康。在政府层面，已有

国家通过制定相关政策法规来降低全民肥胖发病率，例如，加拿大颁布了

预防肥胖的二十一条建议，包括号召全民抵抗肥胖，提供全面的饮食指南，禁止发布针对儿童的食品、饮料广告，对含糖饮料征税，食品外包装应明确标明热卡含量，对健康食品的供应制订实施计划等。并且有多个国家已经将肥胖的治疗纳入医疗保险覆盖范畴。显然，在预防和减少肥胖发生方面，我国还有很多的事情要做。

发生肥胖的根本原因是所摄入的热量超过身体所需，而以脂肪的形式储存在体内。因而预防肥胖的根本原则是减少身体摄入的热量，并积极增加身体能耗，以保持"入"与"出"的动态平衡。通常能量摄入受 3 个因素控制，包括摄食量、食物种类和小肠对热量的吸收量；而能量消耗除了维持生命的基础代谢以外，还包括每日的运动消耗。国内外对于如何预防肥胖做了大量的研究，本章对此进行阐述。

（一）儿童肥胖预防策略知多少？

儿童期处于身体发育阶段，肥胖的主要特点除了脂肪细胞体积的增大以外，脂肪细胞数量随着身体发育也会显著增加，因而，在儿童期发生肥胖的人，其在成年以后发生肥胖的概率非常高，故儿童时期的肥胖预防具有重要意义，对儿童期肥胖进行积极治疗也被认为是对成人后肥胖的预防，并有显著效果。儿童青少年处于身体发育和求学阶段，主要的时间在校园中度过，因而一方面除了对于家长们进行科普教育外，另一方面要对学校老师进行健康宣教。并通过外开设生理卫生课，并在课程加入营养和肥胖等内容，达到科普教育的目的。

对于家长、老师和青少年儿童的科普教育内容应当包括控制体重的相关知识。例如，如何读懂食物营养成分表、营养专业知识指导、什么是科学食谱、杜绝含糖饮料和垃圾食品、减少高热量食物的摄入、适当进食水果、酌情增加蛋白质类食品和蔬菜的摄入量、改善学校食堂质量，并由专业营养师为学生制订午餐计划，标明每种食物的热量和营养成分。此外，应鼓励儿童、青少年积极参加户外活动，减少手机、电脑、电视的使用时间。在校园中，学校还应该有意调整教学方案，保证学生体育活动的时间，培养体育运动兴趣，鼓励教师及其他工作人员与学生共同参加集体性体育活动，要求学生家长积极配合学生的体育活动，来培养热爱运动的环境氛围与文化，从而达到预防儿童青少年肥胖的目的。研究表明，6~12岁的儿童通过学校内的干预，预防肥胖会有显著的效果。

（二）如何预防女性孕期肥胖？

女性在孕早期，随着身体内分泌的变化，脂肪细胞数量再次增长，且受传统观念的影响，在此阶段女性通常有意减少运动量，并增加摄食量，因而更易造成体重增加和肥胖。研究表明，肥胖女性自然受孕概率显著降低，妊娠后胎儿发育不良，早期流产和早产率高，胎儿成人后发生肥胖的概率也显著增高。肥胖女性或者孕期发生肥胖的，妊娠糖尿病的发生概率也显著增加，更易于导致巨大胎儿。因而，对于备孕的肥胖女性，要积极减肥；已经受孕的女性，通过科学饮食和合理运动，积极控制体重。

妊娠期间无论是低糖饮食还是适量运动，或者两者结合均可以起到显著的预防肥胖的效果。有研究报道，妊娠 15 周之前通过节食和运动降低餐后血糖，可以减少孕妇患妊娠糖尿病的风险。超重或者肥胖的孕妇也可通过减轻体重显著降低新生儿发生急性呼吸窘迫综合征的风险。孕妇摄入大量高碳水食物会如同吸烟一样，对她们的后代产生长期不良影响，并且她们的孩子也会比同龄人更肥胖。

美国医学研究所建议，孕妇仍然应遵循较高蛋白质、较高不饱和脂肪酸、足够维生素和膳食纤维、较低饱和脂肪酸和较低碳水化合物的饮食方案，每餐只需要摄入 175g 的碳水化合物，便可满足胎儿生长的需求。在运动方面，孕妇可以选择散步、骑单车、游泳、瑜伽等方式。运动不仅可以促进胎儿生长，而且也可以预防孕妇患妊娠糖尿病、产后抑郁症、产后肥胖。

（三）成人肥胖如何预防？

成人发育停止，脂肪细胞数量相对恒定，成年期肥胖以脂肪细胞体积增大为主要特点。因而，成人肥胖预防相比青少年儿童和孕期女性，更加容易一些。对于成人来讲，工作环境和生活圈子对于肥胖的预防至关重要。例如，在工作场所，管理者应该意识到肥胖会影响员工的工作质量和工作效率，因而应该积极为员工创造体重控制的企业文化，在工作场所适当配置运动器械，定期举办体育活动和比赛，引进健康的食堂伙食，减少含糖饮料的消费，适当减轻工作负荷等都有助于工作人员的体重减轻。同时有研究表明，结伴一起运动、应用步梯来代替电梯、使用公共交通通勤均对肥胖的预防有一定作用。以线上或运动 App 软件为基础的预防肥胖方法，针对各个年龄段的成人均有较好的作用。

（四）如何通过选择食物预防肥胖？

肥胖发生的根本原因，是身体热量摄入超过能量消耗。不同食物所含能量有所差异，因而通过科学选择食物，可有效控制热量摄入。高热量食物包括快餐、零食及各种饮料，特点是含有较多饱和脂肪酸、反式脂肪酸和碳水化合物，通常口味较佳、价格较便宜。生活工作节奏的加快，使得高热量快餐性食品更加便于购买获得。因此，政府部门应该制定相应的政策来鼓励蔬菜、健康食品和水果的消费，例如，设立农贸市场，给予学校、公司、工厂、社区餐厅果蔬补贴，使价格更加易于接受。此外，还可通过提供已经清洗的可食蔬菜水果，同时提升高热量食品价格，以劝导公众选择健康食品，促进身体健康。在欧美，征收"糖税"已成为减少肥胖的重要手段，2014年，随着美国加州政府实施每盎司含糖饮料征收0.01美元糖税，该地区含糖饮料消费降低了21%，而直饮水消费增加了63%。

此外，美国国立卫生研究院针对高血压防治制定了推荐食谱。食谱要求摄取足够的蔬菜、水果、低脂（或脱脂）奶，以保证钾、镁、钙等的摄取，并尽量减少饮食中油脂（特别是富含饱和脂肪酸的动物性油脂），从而有效降低血压，并可达到较好的体重管理效果。该食谱特点如下：

①每日主食选择全谷根茎类，选用未精制、含麸皮的全谷类或根茎类，代替精制过的白饭、白面制品。②每日摄取5份蔬菜、5份水果。③每日摄取450g低脂奶或脱脂奶，饮用乳品有不适者可改用低乳糖或脱乳糖制品。④每日摄入170g肉类，以瘦肉、家禽、鱼肉为主。⑤每周摄入坚果4~5份，如腰果、开心果、松子、核桃、芝麻。⑥每日依照不同烹调方式选择合适用油2~3茶匙，凉拌、低温烹煮使用橄榄油，大火煎、炒使用沙拉油，减少每日油脂摄取量。⑦每日盐的摄入量控制在2300mg以下。

同样具有预防肥胖的膳食模式还有弹性素食、地中海饮食、梅奥诊所膳食等，也可借鉴。

（五）通过哪些体育运动预防肥胖？

进入21世纪以来，人们的生活、学习和工作节奏加快，青少年面临着繁重的学习任务，成人的工作压力也越来越大，使得运动的时间大大压缩，大多数人基本很少运动。此外，随着电视、电脑、智能手机的迅速普及，更多的人在空闲时间沉迷于电子产品，使得运动量明显较以前减少，运动习惯也逐渐改变，习惯于久坐，而久坐与体重增加密切相关。

坚持有氧运动与抗阻力训练是预防肥胖的有效方法，且可改善血压、降低心脑血管疾病风险。即使工作、学习忙碌，依然要为运动留出时间，一般每周 3~4 次、每次 40~50min 的中、高强度有氧运动可以取得良好的体重控制效果。此外，抗阻力训练可以通过增加肌肉组织含量，进而增加基础代谢率而预防肥胖。

（六）预防肥胖的良好生活方式是怎样的？

良好的生活方式是体重管理的重要因素，因而要从小培养良好的生活习惯，积极纠正不良生活习惯。良好的生活方式包括学习有关健康的知识，坚持科学的作息时间、积极向上的生活态度和良好的心理状态，并做到定时运动、戒掉不良嗜好及制订科学的饮食计划，包括食物、饮料的类型与数量，关注每日卡路里和碳水化合物的摄入量。良好生活方式的养成，要从日常生活的点点滴滴做起。良好的生活习惯不仅有助于体重的控制，也对人的生理、心理和社会状态具有积极作用。

（郝祯 张鹏）

第二节　肥胖的三级预防和治疗原则

肥胖已经成为全球严重的公共卫生问题。在包括中国在内的发展中国家，由于社会经济的飞速发展和生活饮食习惯的改变，肥胖也开始成为一种流行病。WHO 在 2014 年报道，全球超重患者已超过 19 亿，其中超过 6 亿人达到肥胖的标准。现有的临床试验证实减重有利于降低心血管疾病的风险，能显著降血脂，调节相应激素水平。此外，在一篇长达 10 年的减重手术研究中，对于肥胖患者合并糖尿病，减重手术对于糖尿病的缓解率高达 50%，显著高于单纯传统药物疗法。

人一生都暴露在不同的物质环境中。遗传基因各不相同，家庭和社会生活不同，进而养成不同的生活和工作习惯，这些因素长期、共同作用于人体，使得肥胖的危险因素潜匿于人生的不同阶段。

利维尔（Leavell）于 1965 年首次提出预防等级的概念，并根据疾病的病程和不同危险因素，分为第一级预防、第二级预防和第三级预防。对于肥胖，无论致病因素是否明确，肥胖的第一级预防都应置于首位，也要兼顾第二、第三级预防。

（一）如何做好第一级预防？

第一级预防是对病因的预防，也是预防的终极目标，旨在在患者发病前，通过各种途径对致病因素进行预防。第一级预防的措施分为保障全人群健康的社会和环境措施，以及保障个人健康的措施。

①全国层面上，健康宣教可以让公众养成适量运动的习惯，如每年 8 月 8 日是"全民健身日"，可通过积极组织全民参与健身，从而消耗热量，保持健康，预防肥胖。

②社会层面上，我们可以通过提供健康的食物，同时宣教良好的饮食习惯，如"正念饮食"，进食时放慢咀嚼速度，仔细品尝食材的口感风味，从而不需要进食大量食物却能获得饱腹感。此外，还需减少高糖高油食物的摄入，保持新鲜果蔬和粗粮的摄取。社区组织建立定期员工健身运动项目，这样居民之间既可以互相鼓励，共同进步，又能保持健康；还可以开展从社会到社区的全方位健康宣教，提高公众对肥胖的警惕性，建立健康的生活方式。

③教育层面上，早期健康教育的实施能促使青少年从小建立健康饮食和体育锻炼的习惯，直接或间接地影响他们的饮食量和每日运动量，并减少他们在电子屏幕上花费的时间。

④对于孕龄期母亲的孕前干预也很有必要。研究显示，母亲在减重后怀孕，相对于肥胖人群，其下一代的肥胖发病率有显著下降。

（二）第二级预防该如何做？

第二级预防是临床前期预防。疾病从发生到结局之间，存在疾病的自然史。我们在疾病的临床前期，即出现病理改变而暂无明显临床症状时，如果能做到早发现、早诊断、早治疗，就可以改变疾病的自然史。第二级预防的目标是通过干预疾病的危险因素，控制并延缓疾病的发展，甚至在早期逆转病程。

肥胖患者一般会有危险因素的暴露，如医源性用药、工作压力过高、熬夜、精神相关疾病等。健康是一种资源，需要科学合理地维护，而长期暴露于这些危险因素中，会不可避免地导致健康资源的消耗，引起肥胖及其相关的并发症。因而在第二级预防时，需要对危险因素进行监测和评估，一并提供个体化、系统化和可量化的健康指导、咨询和评估。个体化指导根据危险因素的不同，实施有针对性的干预措施；系统化的意义在于基于大数据、互联网平台，对从个人到群体的危险因素特征进行归纳，继而进一步针对个人实施有效干预；可量化评估不仅对于危险因素进行严重程度分类，而且能对干预的效果进行评价，结合个体化和系统化的优势。

（三）第三级预防，重任在肩！

第三级预防是临床预防，是对于已经有疾病的患者，采取及时有效的治疗措施，延缓甚至终止疾病的发展。

当 30>BMI≥25 且没有合并症时，患者属于超重，心血管风险较低，可以通过行为疗法干预，即以足量运动加膳食控制。运动推荐参与至少6 个月的强化体能训练项目，以大肌群的有氧运动为主，辅以平衡训练和抗阻训练。饮食需要将摄入的食物加以全部量化，严格控制能量摄入，每日胆固醇摄入不超过 300mg，蛋白质每千克体重不超过 1g，以牛奶、鱼类和豆制品为主，来自蛋白质的能量占每日总能量的 15%～20%；每日烹调用油不超过 20g，从脂肪摄入的能量占 20%～25%；碳水化合物每日主要从谷物获取，每日摄入总盐量不超过 6g 等。

当 BMI≥30 时，患者应达到中等活动强度的运动量（3.5 代谢当量，1 代谢当量相当于每千克体重每小时消耗 1.05kcal 能量），每周 5 次，每天 30～60min。为了避免减重过程中肌肉的过量丢失，每周应加做 2～3 次肌肉训练，每次 1～3 组。若有必要，可加服利拉鲁肽或奥利司他。

（四）治疗原则：分而治之

对于大部分患者，饮食、运动和药物足以控制体重，治疗重在预防。首先，对于不同 BMI 范围的人予以针对性的预防和干预措施。干预措施以饮食（如地中海饮食，将每日能量摄入控制在 1000kcal 以内）、运动（每日 30min，一周 5 次，有氧运动，力量训练和阻抗训练和行为模式的改变）为主，定期随访和调整。

其次，对于生活方式干预效果不佳且 BMI≥25 的患者，药物治疗或迷走神经阻滞系统等装置可作为一种选择，优点在于不永久改变胃的解剖结构，缺点包括持续效果不理想、副作用导致难以坚持等。

最后，对于所有保守疗法不佳且有手术指征的患者，需行减重手术。如果大于 6 个月的减重效果均不佳，且 BMI≥40 或≥35 且有合并症时，心血管疾病风险显著增长，全身各系统极易出现并发症，须接受减重手术治疗肥胖及其合并症。常见的术式有腹腔镜袖状胃切除术（LSG）、腹腔镜胃转流术（LRYGB）等，一般在术后一年到一年半可以减重 40% 左右，且减重效果可持续数十年。

（毛忠琦　周晓俊）

参考文献

［1］CHEVALLIER J M, ARMAN G A, GUENZI M, et al. One Thousand Single Anastomosis（Omega Loop）Gastric Bypasses to Treat Morbid Obesity in a 7-year Period：Outcomes Show Few Complications and Good Efficacy ［J］. Obesity Surgery, 2015, 25（6）：951-958.

［2］MINGRONE G, PANUNZI S, GAETANO A D, et al. Metabolic Surgery Versus Conventional Medical Therapy in Patients with Type 2 Diabetes：10-year Follow-up of an Open-label, Single-centre, Randomised Controlled Trial ［J］. Lancet, 2021, 397（10271）：293-304.

［3］傅华. 预防医学 ［M］. 6 版. 北京：人民卫生出版社, 2013.

第四章 肥胖的预防和治疗原则

第五章

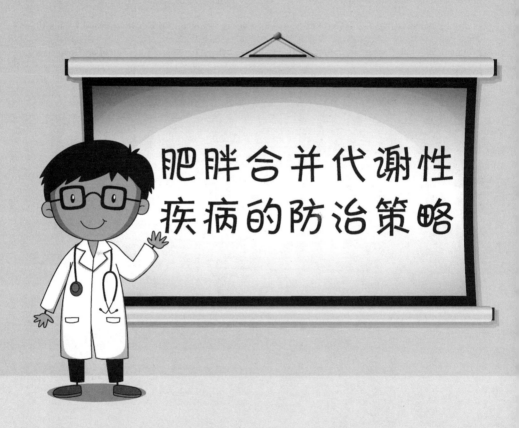

肥胖合并代谢性
疾病的防治策略

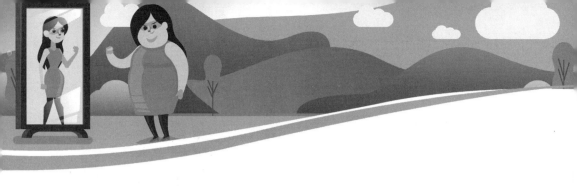

第一节　如何进行正确的运动？

从能量平衡的角度来看，当人体摄入的能量超出机体消耗的能量，过剩的能量以脂肪形式储存于体内，达到一定的程度后表现为肥胖。因此，要减肥就必须遵循使机体的能量消耗量大于摄入量的原则。科学的减肥方法是通过控制饮食减少能量的摄入，同时增加运动量，提高能量的支出，使能量达到"负平衡"，以减少体内脂肪含量为主，保持或适当增加肌肉含量，最终达到健康体重的目标。运动减肥被公认为是最科学、合理、有效的减肥方式。

（一）运动如何对肥胖症起作用？有何适应证呢？

运动可通过以下几个环节达到减轻体重、提高体力、增进健康的目的。

①长时间有氧运动可使血浆胰岛素水平下降，胰高血糖素、儿茶酚胺和肾上腺素分泌增加，促使脂肪水解过程中的限速酶活性增加，以加速脂肪的水解，从而促进脂肪的分解。因此，有氧运动能够减少脂肪的合成，促进脂肪的消耗。

②在有氧运动中，肌肉对脂肪酸的摄取与利用加强。脂肪是中、低强度有氧运动的基本燃料，所以长期的体育运动可以减少脂肪储存、降低体脂含量。

③运动增加机体总的能量消耗，加强肌肉对血糖的吸收与利用，防止多余的糖转变为脂肪，从而使脂肪在心脏、血管、肝脏等器官的沉积减

117

少，可避免引起这些器官的病变。

④长期进行有氧运动可以改善心肺功能，提高氧运输系统的能力和肌肉利用氧的能力，促进肌肉中有氧代谢酶活性的提高，增加肌肉中毛细血管的开放量，从而保证在长时间运动中保持良好的有氧代谢能力，促进糖特别是脂肪等物质的有氧氧化过程。

⑤长期运动能降低人体瘦素水平。运动还能减少脂肪细胞瘦素基因的表达，从而减少脂肪细胞肥胖基因表达瘦素，改善肥胖患者的瘦素抵抗。

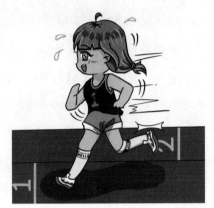

■ 有氧运动

运动疗法是治疗单纯性肥胖最为有效、副作用最小、最有利于健康的方法，当然，必须同时配合合理的饮食。病理性肥胖在根除相应疾患后，肥胖会自然消退，因此，对于病理性肥胖而言，必须先根除诱发肥胖的病因，然后再实施运动疗法。

（二）减肥运动原则知多少？

为了保证减肥者的身体健康，实施减肥运动时需遵循以下原则：①一般成人，减肥期间每日摄入热量不得低于1200kcal；②为避免代谢紊乱，每日热量负平衡500~1000kcal；③成人每日运动消耗热量为300~500kcal，每周为1000~2000kcal；④形成新的饮食和运动习惯，方能保持减肥的效果。

根据以上原则，建议每周减轻体重不超过1kg，每月不超过3.6kg。一般可按限制饮食、增加运动各占50%来制订减肥计划。

（三）如何合理制订减肥运动方案？

运动的能量消耗由运动的强度、时间和方式决定。

1. 运动方式知多少？

运动方式应以动力性有氧运动为主，并要求大肌肉群参与，如跑步、骑自行车、爬山、游泳、健美操、交际舞、球类活动等。选择具体运动项目时应根据个人兴趣和健康状况。其原则是根据具体身体健康情况，选择个人喜欢、有兴趣的项目，而且最好是能够终生坚持下去的运动项目。多种运动项目的搭配可以延长持续时间，消除枯燥感。

肥胖者在陆地运动时由于体重过大，对于下肢关节冲击较大，易造成损伤。为避免下肢关节磨损，重度肥胖者可以选择非抗阻力运动，如游泳、骑自行车等。重度肥胖者在减肥初期应避免过多的跑步和跳跃运动，多采用游泳或水中健身操等水中运动，待肥胖程度下降后可以改为慢跑、乒乓球、羽毛球等运动。

对于肥胖者而言，水中运动有以下益处：①水的浮力能够减少作用于人体的重力，在水中依靠水的浮力可减轻膝关节和踝关节的负荷；②由于水中运动主要是克服水阻力的运动，位移速度慢，心率不会过快，可以较长时间持续运动；③水的热传导率比空气大，在 25℃水中运动比在空气中运动多消耗 30% 的热量。

力量训练也称为抗阻训练，能够增加肌肉体积和肌肉力量，提高代谢率。美国运动医学会推荐每周 2~3 次、每次 1 组全身主要肌肉群参与、强度在 8~12 最大可重复重量（repetition maximum，RM）的抗阻训练，而中老年人和体弱者在有氧运动后 10~15RM 强度的抗阻训练可以明显降低体脂、增加肌肉力量。抗阻训练可运用于减肥的后期，巩固运动减肥效果。另外，可以适当选择一定的力量训练，以增加肌肉的能量消耗总量，提高机体安静和运动时的代谢率，同时使体形更加健美。力量训练由于运动强度易控制，属于持续训练法，适合于参加健身和康复锻炼的所有人群，特别是老年人、没有运动习惯者、体弱者及冠心病康复期等慢性病患者。

2. 运动强度多大合适？

运动强度越大，单位时间内机体消耗的能量越多。但对于减肥而言，却并不是运动强度越大越有效。运动强度越大，虽然单位时间内消耗的能量越多，但同时强度越大的运动维持的时间越短，其总能量消耗却未必大。更主要的原因是强度大的运动消耗的能源物质并不是脂肪，而主要是磷酸原和糖类物质。运动强度过小时机体消耗的热量不足，也达不到减肥的效果。

确定运动强度的依据主要来自健康检查和运动负荷试验的结果，确定时主要考虑"有效消耗脂肪"和"防止运动损伤"两方面。因此，最佳运动强度应该是保证能量消耗多，且更多利用脂肪供能，运动强度控制在无氧阈以下，与此同时确保运动强度在健康状况和运动能力的承受范围之内。

从尽量最大限度地消耗脂肪考虑，长时间中小强度的有氧运动可以有较好的减肥效果，而且中小强度的有氧运动不容易产生饥饿感，避免运动后进食明显增加而降低运动减肥效果。此外，中小强度运动还可避免运动损伤的发生，保障运动减肥的安全性。美国运动医学学会推荐肥胖人群的运动强度为中等到大强度运动，起始强度应该为中等强度。

◆ 体力活动的强度分级

小强度	中等强度	大强度
慢走、坐在电脑前办公、站立活动（如整理家务、洗熨衣服、做饭等）、台球、门球、钓鱼、弹奏乐器	中速走、健步走、清洁活动（如擦窗户、洗车、清洗地板或地毯、拖地、使用割草机割草等）、游泳、玩纸牌、掷飞镖等游戏 休闲运动如羽毛球练习、投篮练习、慢速骑自行车、跳舞、打高尔夫、游泳练习、乒乓球练习、网球双打练习、排球练习等	跑步、重体力活动（如铲土、铲煤、搬砖、挖沟等） 竞技体育运动（如篮球比赛、中速和快速骑自行车、足球练习、足球比赛、越野滑雪、中速和快速游泳比赛、排球比赛）

运动过程中，可通过心率、主观体力感觉（RPE）和呼吸变化确定运动强度。

①靶心率：运动减肥时应将心率控制在本人最大心率（220-年龄）的 50%～70%，也可以保持在心率储备（heart rate reserve, HRR）的 20%～40%，即安静心率+（最高心率-安静心率）×（20%～40%）。肥胖程度越高，开始运动时的运动强度就越要控制在较低水平，可从 HRR 的 20%开始。美国运动医学学会认为，肥胖人群的起始运动训练强度应该为中等强度（即 40%～60%HRR），强调延长运动时间和增加运动频率，最后增加到较大运动强度（大于等于 60%HRR）运动，这样的效果最佳。

②RPE 也称为自觉用力程度等，是用主观感觉反映身体负荷强度的一种方法，是对运动个人的适应能力水平、外界环境影响、身体疲劳情况等的整体自我感觉。人体运动过程中，RPE 与心率和运动强度有密切关系，因此可以根据 RPE 控制运动强度。人体运动过程中的 RPE 可分为 15 个等级，6 级为正常安静状态下的感觉，小强度运动的 RPE 为 10～11 级，中等强度有氧运动为 12～14 级，大强度有氧运动为 15～16 级，剧烈运动为 17～19 级，力竭状态下为 20 级，无法继续坚持运动。减肥运动适宜 RPE 为12～14 级。

◆ 伯格（Berg）主观体力感觉分级表及与运动强度的对应关系

RPE 级别	自我感觉	心率、吸氧量储蓄/%	最大心率/%
6	—		
7	非常非常轻松	<20	<35
8	—	（RPE<10）	（RPE<10）
9	非常轻松	—	—
10	—	20～30	35～54
11	尚且轻松	（RPE 10～11）	（RPE 10～11）

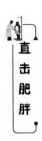

RPE 级别	自我感觉	心率、吸氧量储蓄/%	最大心率/%
12	—	40~59	55~69
13	有点吃力	（RPE 12~13）	（RPE 12~13）
14	—	—	—
15	吃力	60~84	70~89
16	—	（RPE 14~16）	（RPE 14~16）
17	非常吃力	—	—
18	—	≥85	≥90
19	非常非常吃力	（RPE 17~19）	（RPE 17~19）
20	—	100	100

③呼吸变化应该怎么掌握？运动中呼吸频率和呼吸深度的变化与运动强度有关，而且运动中的呼吸变化也与心率变化有关。因此，可以根据运动中的呼吸变化控制运动强度。呼吸的轻松和困难程度与呼吸频率和呼吸深度有关，呼吸越快、越深，呼吸越困难。同时，呼吸的轻松与困难程度又与运动中的语言表达状况有关。因此，可以以运动中呼吸的轻松和困难程度与语言表达状况作为控制运动强度的依据。如果体育锻炼者没有条件监测运动中的心率变化，可以根据运动中的呼吸变化控制运动强度。

A. 呼吸轻松：与安静状态相比，呼吸频率和呼吸深度变化不大，运动中可以正常唱歌。这种呼吸状态下的运动心率一般在每分钟 100 次以下，相当于小强度有氧运动。这种强度的运动可持续 2h 以上。

B. 呼吸比较轻松：运动中呼吸深度和呼吸频率增加，但可以表述完整的句子，与人正常交流。运动心率相当于每分钟 100~120 次，为中等强度有氧运动。这种强度的运动可持续 1h 左右。

C. 呼吸比较急促：运动中正常讲话受到一定程度影响，只能讲短句子，不能完整表述长句子。运动心率相当于每分钟 130~140 次，为强度中等偏上的运动。这种强度的运动可持续 30min 左右。

D. 呼吸急促：运动中呼吸困难，但思维清楚。由于呼吸急促，运动中无法与人交谈。运动心率达到每分钟 150~160 次，为大强度运动，此强度的运动只能维持 15min 左右。

E. 呼吸非常急促：运动中上气不接下气，表现为呼吸非常困难。运动心率高达每分钟 170~180 次，接近个人的最大强度，从事这种强度的运动不应超过 5min。

减肥的大强度间歇运动是目前研究的热点，它可使基础代谢加强、总能量消耗增加，但在进行大强度运动时安全性难以保障，尤其对有心血管隐患的锻炼者可能导致严重后果。此外，运动方法不当也容易引起运动损伤，需要在专业指导下完成。所以，对肥胖程度高的人群不提倡采用此方法。

3. 运动持续时间多长适中？

足够的运动时间是有效消耗脂肪的保证。以中小强度进行锻炼时，一般每次运动的持续时间为 30~60min。中小强度运动，开始时脂肪的氧化速度不会立即增加，因为脂肪组织中脂肪的水解及脂肪酸经血液转运并进入肌肉组织中需要一定的时间，至少需要 10~15min 脂肪才能成为肌肉的主要供能物质。因此，要有效地消耗脂肪，运动时间必须长于 30min，时间越长，效果越好。但要防止过度疲劳运动，尽量保证单次运动持续时间。持续时间可依据运动强度进行调整，运动强度较低则运动持续时间相应延长。

每次运动的持续时间包括准备活动和整理活动的时间。可根据个人情况，确定各次锻炼持续时间的长短，保证心率在靶心率的持续时间在 20min 以上。初次参加锻炼者，如果持续完成有困难，可以分段完成，每段时间不少于 10min，中间可有短暂休息。

每天通过运动健身消耗 330kcal 是减肥人群降低体重的最佳目标，运动健身模块见下表。运动强度不同，所需要运动时间从 24~105min 不等。

◆ 330kcal 运动健身模块

健身项目	运动时间/min		健身项目	运动时间/min	
	男	女		男	女
慢走	74	95	篮球练习	52	92
中速走	61	77	羽毛球练习	70	39
健步走	42	50	乒乓球练习	79	52
慢跑	30	38	网球练习	45	70
中速跑	29	35	蝶泳	29	79
快跑	27	33	蛙泳	31	45
慢速骑自行车	82	106	自由泳	31	29
中速骑自行车	54	66	仰泳	45	31
快速骑自行车	42	50	划船	79	31
快速跳绳	24	26	钓鱼	105	45
中速跳绳	29	31	上楼梯	36	79
慢速跳绳	36	39	下楼梯	69	105
足球练习	39	38	简化太极拳	76	89

注：男士以身高170cm，体重70kg为例；女士以身高160cm，体重60kg为例。

4. 运动时间在一天中如何安排？

运动时间的安排对体重和脂肪的消耗有影响。在晚餐前 2h 进行运动比在其他时间运动能更有效地消耗脂肪。如果条件允许，最好安排在下午 4~6 点进行，该时间段人体单位时间内产生的热量最多，运动能消耗更多的热量，而且在运动后 1~2h 内食欲会有所下降，这样晚餐就不会吃得过多。另外，如果在晚餐前进行锻炼就会加强体内的代谢过程，在晚上和夜间能够代谢更多的热量，从而减少脂肪的形成。

5. 如何掌握运动频度？

每周至少运动 3 次。为了提高减肥效果，运动频率可适当加大，每周锻炼 4~5 次或可坚持每天运动，养成运动习惯，具体频率应根据个人身体状况和耐受运动量而定。锻炼频率减少，每日通过运动增加的热量消耗应随之增加。

6. 运动有哪些注意事项？

①在制订减肥运动处方时必须确定肥胖的原因及机体的健康状况，判定有无合并症。有合并症者可分别按冠心病、高血压、糖尿病运动处方锻炼，并且最好在医生和体育指导员的指导下进行。运动前必须严格体检，尤其是高龄、有心血管病倾向、平时不活动者。开始锻炼时，须经医务人员的同意和指导，以保证运动的安全性。

②在实施运动处方的过程中，应遵循长期坚持、注意安全等原则，特别是中老年人，更应该加强医务监督，并根据自己身体的实际情况适当调整运动量。还要避免过量运动，预防损伤，减体重速度不宜快，一般一个月以 2~4kg 为宜。

③运动减肥必须遵循循序渐进的原则，主要体现在运动时间和运动强度两方面。运动时间由短到长，从每次 1.5h 有氧运动逐步增加到 2.5h。运动强度逐渐递增，刚开始运动时先维持小强度的运动，适应后再逐步增加到目标强度，使能量消耗从低水平过渡到高水平。一般来说，运动强度的递增需要 1 周左右的适应期，以避免运动带来的肌肉酸痛、疲劳或损伤。

④在运动减肥期间，要科学地控制饮食。运动不可避免地会引起食欲的增加，消化功能增强，如不加以控制，则达不到运动减肥的目的。在饮食上要控制脂肪、糖类和进食量，但应注意保证均衡膳食，防止营养不良、代谢紊乱等副作用并发症的发生。此外，适当补充糖类也有利于脂肪的充分燃烧。

⑤每次运动前、后都需要充分的身体练习，即保证一定量的准备活动和整理活动。在正式运动开始前，充分的准备活动可以使体温、肌肉温度升高，增加局部组织血流量和氧的运输，降低肌肉黏滞性，使骨骼肌的收缩反应及反应速度增强，防止运动时发生肌肉痉挛。热身练习和拉伸练习可以使韧带、关节得到充分伸展。准备活动的充分性对提高运动减肥的效果和预防运动损伤的发生都有积极作用，尤其在寒冷的冬天，作用更显著。同样，运动后的整理活动也很重要，运动后做一些放松练习和拉伸练习，在一定程度上可以消除肌肉紧张，避免肌肉酸痛。

（房冬梅）

参考文献

［1］王正珍，徐峻华. 运动处方［M］. 北京：高等教育出版社，2016.

［2］HASKELL W L, LEE I M, PATE R R, et al. Physical Activity and Public Health: Updated Recommendation for Adults from the American College of Sports Medicine and the American Heart Association［J］. Circulation, 2007, 116 (9): 1081-1093.

［3］李红梅，毛杉杉. 高强度间歇训练在慢性病防治中的应用研究进展［J］. 中国运动医学杂志，2019，38（2）：137-142.

［4］赵广高，洪熊，苏利强. 高强度间歇训练与中强度持续训练对超重/肥胖成人体成分干预作用的比较：Meta 分析［J］. 成都体育学院学报，2017，4（43）：93-99.

（一）肥胖症的代谢特点

肥胖症主要涉及碳水化合物和脂肪代谢的异常，它们代谢紊乱导致体内某些内分泌激素、细胞及脏器发生变化而致病。

1. 碳水化合物代谢有哪些特点？

肥胖症与长期大量摄入高碳水化合物有密切关系。过多的碳水化合物除以少量的糖原形式储存外，大多数最终变为脂肪，渐渐地在体内堆积。同时，肥胖症的血浆胰岛素浓度多处于高水平，摄取过量的碳水化合物后血浆胰岛素则继续升高，但在血糖恢复正常后，血浆胰岛素水平恢复到较高基础水平。长时期的高碳水化合物摄入最终导致胰岛功能衰竭，出现糖代谢异常。

2. 脂肪代谢是怎么回事？

脂肪细胞形成的能量储存库具有一定的弹性，可以调节人体能量平衡。脂肪细胞以肥大和增生两种形式进行调节。肥胖症患者把过剩的能量以甘油三酯形式贮存于脂肪细胞中，在脂肪细胞体积增大、数目增多的基础上，他们脂肪组织的脂蛋白酯酶活性升高，可加速甘油三酯进入细胞，从而脂肪合成加强。

（二）肥胖相关营养素

1. 碳水化合物有哪些作用？

单纯性肥胖的直接起因是长期摄入过量能量，因而需长期控制能量的摄入和增加能量的消耗，才能纠正能量代谢紊乱。碳水化合物是主要的能源物质之一，为维持机体器官的能量代谢，防止酮症的发生，应保证膳食中碳水化合物的合理比值。碳水化合物的量过高或过低，都将影响机体的代谢。

2. 超量脂肪会怎样？

脂肪具有很高的能量密度，易导致机体的能量入超，且过多的脂肪摄入易引起酮症。又因脂肪有较强的饱腻作用，可影响食欲。因此，为使膳食含能量较低、耐饥性较强，脂肪供给应适当减少。

3. 我们需要什么样的蛋白质？

由于限制膳食能量的供给不仅会促使体脂消耗增加，而且还会造成机体组织蛋白的丢失。为维持正常的氮平衡，必须保证膳食中有足够量的优质蛋白质食物。又因蛋白质是三大营养物质的能源物质之一，尽管不是主要的供能物质，但过多也会促使肥胖产生。

综上所述，对于肥胖患者来说，应避免使用浓缩的甜食，如糖、含糖饮料、蛋糕、雪糕等；减少或避免摄取零食、代可可脂巧克力等。肥胖患者应减少总能量的摄入，遵循限能量平衡膳食或低能量平衡膳食，减少高糖和高脂食物的摄入，增加高膳食纤维食物的摄入。三餐能量供给分配可参考，早餐供能 27%，午餐供能 49%，晚餐供能 24%。减肥人群更需要重视早餐的摄入，早餐不仅影响认知能力、学习、工作效率，还与肥胖的发生有着较大关联。

肥胖患者的饮食原则是使其能量代谢处于负平衡状态，一方面能量摄入降低，另一方面能量消耗增加。肥胖的营养措施首先是控制总能量的摄入，同时，作为肥胖的能量供给还要尽可能根据肥胖程度来考虑每天供给的最低能量，控制好能量摄入与消耗的平衡，并维持好这种平衡。此外，对于能量的控制，一定要循序渐进，逐步降低，以增加能量消耗。对于正在发育期而又刻意追求线条美的青少年来说，则更应以强化日常体育锻炼为主，千万不可盲目控制饮食，以免发生神经性厌食；对于轻度肥胖的成年患者，一般在正常供给量基础上按每天少供给能量 125～250kcal，每月可稳步减重 0.5～1.0kg；对于中度肥胖患者来说，每天应减少能量 550～1000kcal，每周减少体重 0.5～1.0kg；对于重度肥胖患者来说，体重在 6 个月内降低 20% 为宜。

（三）肥胖患者的食物选择

1. 如何选择粮谷类食物？

全谷物比精致谷物含有更丰富的膳食纤维、脂肪、维生素、矿物质及植物化合物，可降低结直肠癌、T2DM、心血管疾病的发病风险。有研究显示，13 岁以上青少年和成人长时间进食精制谷物或不吃全谷物可引起皮下脂肪和内脏脂肪增长。建议每日饮食中全谷物、薯类食物应占主食的 1/3～1/2，可选择的全谷物有小米、大黄米、高粱米、糙米、黑米、紫米、小麦粒、荞麦粒、黑麦粒、燕麦片、玉米、全麦粉、青稞、薏米、藜麦、莜麦等；可选择的薯类食物有红薯、紫薯、山药等。

2. 蔬果类食物有何魅力？

蔬菜和水果是膳食纤维、有机酸、矿物质、维生素、多种植物化合物和生物酶的重要来源，对维持健康具有重要意义。建议蔬菜每天摄入 500g，其中深色蔬菜应占一半以上，如上海青、油菜、菠菜、芹菜、紫甘蓝、胡萝卜、韭菜、芥菜、西兰花、空心菜、茼蒿、青椒、莴苣、番茄等；建议水果每天摄入 200g，可选择的水果有橙子、柑橘、苹果、梨、桃子、香蕉、草莓、杏、李子、菠萝等，推荐优先选择新鲜水果，尽量少食或避免摄入蔬果汁、含糖风味饮料、果脯、蔬果干等。

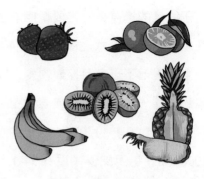

■ 新鲜水果

3. 我们需要哪些鱼禽肉蛋？

动物性食物是蛋白质、矿物质和维生素的重要来源之一，动物性食物尤其是畜肉类食物中脂类含量以饱和脂肪酸为主。建议每天可摄入一个鸡蛋，畜禽肉类每天推荐摄入 50~75g，鱼虾水产类食物每天推荐摄入 50~75g。畜禽肉类可优先选择鸡胸肉、瘦里脊肉、去皮鸭肉、牛肉等，应减少鸡皮、鸭皮、五花肉、排骨、猪蹄、动物内脏等食物的摄入。

4. 豆类、坚果、乳及乳制品，我们更需要谁？

大豆及其制品蛋白质含量丰富，是膳食中优质蛋白质的重要来源，同时大豆富含不饱和脂肪酸、钙、铁、B 族维生素等。有研究表明，摄入低脂和高大豆蛋白食物可以改善肥胖和超重人群的体重，大豆纤维的摄入能改善肥胖人群的体重，推荐每天摄入 25g 黄豆或青豆、黑豆等干豆类食物，相同蛋白质含量可制成 55g 豆腐干/素鸡，或 75g 北豆腐，或 140g 南豆腐，或 175g 内酯豆腐，或 365g 豆浆。乳及乳制品每天推荐摄入 300g，优先可选择低脂牛奶或脱脂牛奶、脱脂奶粉、酸奶、奶酪等。坚果每天推荐摄入 15g，优先推荐摄入原味坚果。

5. 调味品类食粮，伴你我左右！

①每天建议烹调用油 25~30g；食用盐每天少于 6g，多数调味品中都含有大量食盐，如豆瓣酱、豆腐乳、酱油、生抽、蚝油等，使用上述调味品时应减少食盐用量；精制糖类推荐每天摄入少于 50g，最好控制在每天 25g 以下。

②对于痛风患者来说，目前主张仅禁用含嘌呤高的食物，并根据病情决定膳食中嘌呤的含量。

③在痛风急性期应严格限制嘌呤摄入在 150mg 以下，避免增加外源性嘌呤的摄入，可选用含嘌呤低的食物，蛋白质按每千克体重 0.8～1.0g 供给，以牛奶、鸡蛋（特别是蛋白）、谷类为蛋白质的主要来源。禁用含嘌呤高的肝、猪肾、胰脏、鲭鱼、鲲鱼、沙丁鱼、小虾、肉汁、肉汤、扁豆、干豆类。液体进量不少于每日 3000ml。

④痛风缓解期应禁用含嘌呤很高的第三类食物；有限量地选用含嘌呤中等量的第二类食物，其中的肉、鱼、禽类每日（或每周 5 次，视病情而定）用 60～90g，还可用煮过汤的熟肉代替生肉，其中蔬菜只能选用 1 小份；另外可自由选用含嘌呤低的第一类食物。一般将食物按嘌呤含量分为 3 类，供选择食物时参考。

第一类含嘌呤较少，每 100g 含量小于 50mg。包括以下 5 种。①谷薯类：大米、米粉、小米、糯米、大麦、小麦、荞麦、富强粉、面粉、通心粉、挂面、面条、面包、馒头、麦片、白薯、马铃薯、芋头。②蔬菜类：白菜、卷心菜、芥菜、芹菜、青菜叶、空心菜、芥蓝菜、茼蒿、韭菜、黄瓜、苦瓜、冬瓜、南瓜、丝瓜、西葫芦、菜花、茄子、豆芽菜、青椒、萝卜、胡萝卜、洋葱、番茄、莴苣、泡菜、咸菜、葱、姜、蒜头、荸荠。③水果类：橙、橘、苹果、梨、桃、西瓜、哈密瓜、香蕉、菜果汁、果干、果酱。④乳蛋类：鸡蛋、鸭蛋、皮蛋、牛奶、奶粉、酸奶、炼乳。⑤硬果及其他：猪血、猪皮、海参、海蜇皮、海藻、红枣、葡萄干、木耳、蜂蜜、瓜子、杏仁、栗子、莲子、花生、核桃仁、花生酱、枸杞、茶、咖啡、碳酸氢钠、巧克力、可可、油脂（限量使用）。

第二类含嘌呤较高，每 100g 含 50～150mg，包括米糠、麦麸、麦胚、粗粮、绿豆、红豆、花豆、豌豆、菜豆、豆腐干、豆腐、青豆、豌豆、黑豆、猪肉、牛肉、小牛肉、羊肉、鸡肉、兔肉、鸭、鹅、鸽、火鸡、火腿、牛舌、鳝鱼、鳗鱼、鲤鱼、草鱼、鳕鱼、鲑鱼、黑鲳鱼、大比目鱼、鱼丸、虾、龙虾、乌贼、螃蟹、鲜豌豆、昆布、鲜蘑菇、四季豆、菠菜、芦笋。

第三类含嘌呤很高，每 100g 含 150 ~ 1000mg，包括猪肝、牛肝、牛肾、猪小肠、脑、胰脏、白带鱼、白鲇鱼、沙丁鱼、凤尾鱼、鲢鱼、鲱鱼、鲭鱼、小鱼干、牡蛎、蛤蜊、浓肉汁、浓鸡汤及肉汤、火锅汤、酵母粉。

（四）肥胖患者合理的烹调方式与饮食习惯

采用健康的食油、食盐加工烹饪方式。食物的烹调方法宜采用蒸、煮、炖、汆等；忌用油煎、油炸等方法，因为煎炸食物含脂肪较多，并能刺激食欲，因而不利于减肥治疗。

肥胖患者应定时定量进餐，进食时细嚼慢咽，避免暴饮暴食，减缓进食速度。重视早餐的摄入，避免晚餐食用过晚或长期进食夜宵，因为夜间食用的食物多为高能量、高脂肪的食物，加之夜间身体活动较少，能量消耗低，易导致多余的能量转换为脂肪储存于体内。合理选择水果、坚果、乳及乳制品作为零食，避免高能量、高糖、高脂肪、高钠等食物。减少在外就餐及进食外卖的频率，如在外就餐时可用温水涮过之后再食用。

1. 烹调菜肴时，需要油冒烟前就放食材？

锅里的油在开始冒烟的时候，就已经产生很多致癌物了。120℃以上会产生丙烯酰胺，200℃以上会产生杂环胺，300℃以上会产生大量苯并芘，这些都是人体致癌物。现在我们平时用的精炼植物油，在190~200℃时就开始冒烟，个别的油在230~240℃时冒烟，总之不要等看到它冒烟再放食材。平时我们炒菜的话，160~180℃甚至达到200℃是比较合适的，且都是短时的，产生的致癌物相对来说比较少。如果肉片炒好后呈焦黄色或深黄色，往往提示油温太高了，应避免食用。

2. 改炒菜为水油焖菜，您做到了吗？

中国人最爱做炒菜，炒菜用油不少，相应吃进去的油也比较多，而《中国居民膳食指南（2016）》建议减少烹调油用量，每天25~30g。

如何做到每天25g油？建议降低炒菜比例，不要一顿饭3个菜都是炒菜，可以改为1个炒菜或红烧、1个炖煮菜或清蒸菜、1~2个凉拌菜或焯拌菜，加上一个少油汤及无油主食，这样油摄入量不易超标。

不同蔬菜应该用不同烹饪方法。例如，南瓜、土豆、茄子等适合蒸着吃，各种绿叶适合用香油煮，清炒时少放点油，绿叶菜和豆角等适合焯或白灼，脆爽的蔬菜适合做凉拌菜，而无苦涩的蔬菜适合用来打汁喝。还可做水油焖菜：锅中放半碗水/汤，煮沸加蘑菇或肉片或海米等，加一汤匙可生吃的油（核桃油等坚果油、小磨香油、初榨橄榄油等），煮沸立刻放菜，翻匀使菜接触油水，盖盖子焖煮1~2min，开盖，调味并翻匀即成。油既可以是如上几种，也可自制，比如用普通炒菜油加入葱、姜、蒜、花椒等炒熟备用，或直接加入含脂肪的肉类或肉汤代替油。这样做出来的菜口感香软，脂肪摄入量也少。

3. 油炒肉变回锅炒肉，真棒！

肉类通常都含有一定数量的脂肪，因此在烹饪的时候要注意少油，尽量不要吃油炸的，尤其是裹着面炸的肉，脂肪含量非常高。吃肉首先要选低脂肪的肉，如牛肉等，最好卤制、凉拌。如果是脂肪含量高的肉类，大家可以采用炖煮的方法并去掉浮油。在做肉丸子时，不建议大家放肥肉馅，可选用土豆泥或山药泥代替。

炒肉建议用回锅的做法：先把肉煮到七成熟，切成片，再下锅炒，炒得时间短一些，吸入的油脂也就少一些。此外，炒这种菜最好先炒蔬菜，如先加入一些芹菜，芹菜炒得差不多了，肉片放进去后可稍微翻炒一下，再浇上一点生抽或酱油就好了。

烹制鱼类不赞成煎炸、红烧，这样不仅破坏了鱼的营养价值，而且还可能在这个过程中产生有害物质。煎鱼前一定要先轻煎后加水炖煮，清蒸鱼不要放肥肉丁，少淋明油。

4. 偷梁换柱，可用其他调味品代替盐吗？

研究结果显示，中国成人过去 40 年平均每天食盐摄入量在 10g 以上，盐吃多了"伤心伤肾"，控盐就是控钠，因此除了做菜少放盐外，还要小心食物中的钠盐，尤其是隐藏的钠。各种咸味调味品如酱油、面酱、辣酱等，鲜味调味品如味精、鸡精和其他增鲜剂，各种加工肉制品如香肠、火腿、午餐肉等，以及用来发面的小苏打、泡打粉，钠盐含量都不低。

想要控盐控钠，基本会涉及每一类食物。日常饮食中减盐的小妙招，包括少吃腌制食品，做小菜时不用提前腌，提前腌制入味时，尽量少放盐；做菜出锅时再放盐；凉拌菜多放醋，炒菜多放香辛料少放盐；少喝咸汤，做汤少放盐；不吃咸味主食，用粥汤替代咸味汤；吃蛋不用加盐；高钠蔬菜（比如芹菜、茼蒿、茴香）少放盐；加鸡精或酱油时就不要加盐了；不用泡打粉和老面，用酵母发酵等，这些都有助于少吃盐。

5. 如何巧用各种烹调工具？

很多家庭都是"一锅到底"，不管是炒菜、炖煮还是煎炸等，都是用同一口锅，买来的各种烹调工具利用率很低。现在的不粘锅在控制用油方面表现得比较优异，可以轻松减掉一半的油。电压力锅也不错，用它来做炖煮，可以不用放油，方便、健康。如炖出来的菜汤汁多，可以用铁锅收下汁。还有电炖锅、豆浆机、微波炉等，都可以用来做很多食物。如家里最常见的常用的微波炉，微波炉蒸盘里放少量水来热馒头、米饭，高火 2min 就搞定了；做蛋羹（2 个蛋+等量水），直接 50% 火力 2min，30% 火力 3min；用微波蒸盘做清蒸鱼，高火 6min，蒸好再浇上热的调味汁即可。

6. 注重饮食技巧，肥胖即将远离！

①饥饿时宜选择体积大、热量低又有饱腹感的食物，如蔬菜、水果。

②进餐时细嚼慢咽，减慢吃饭速度。每口饭咀嚼 15~20 下，一顿饭在 15~20min 吃完，且固定在餐桌上进食，避免边看电视边吃饭。饭后甜点选择新鲜水果，避免糕点类食物。

③改变进餐顺序，先喝汤，再吃蔬菜类，肉类及主食最后吃，这样可以避免摄入过多的主食。

④菜汤、肉汁通常油、盐、糖含量较高，勿用来拌饭。

⑤避免选用糖醋、茄汁、蜜汁、勾芡之菜肴。

⑥用小盘子盛装食物，使食物分量看起来较多并在限制范围内按顺序就餐。

⑦吃水果时应选择吃全果而不是榨果汁。因全果中含有许多膳食纤维及果胶，可以帮助控制体重，而鲜榨果汁则含有较高的糖分不利于控制体重，还会引起血糖较大的波动。

⑧每天多吃绿叶菜，但是如果吃土豆、山药、芋头等含有淀粉较高的蔬菜时，则主食的量应适当减少。

⑨在家里不储备过多的零食，尤其是奶油、夹心零食。

⑩多饮水，增加自身代谢。最好选择白开水，少喝或不喝含糖饮料。

若出汗较多，可适当补充淡盐水、含有电解质的水。

⑪在烹调食物时，注意烹调方法的选择。采用蒸、煮、汆、拌等少油的烹调方法，避免油煎炸等多油的方法。

（五）减肥阶段中常用的膳食结构

1. 限制能量平衡膳食

限制能量平衡膳食是一类在限制能量摄入的同时保证基本营养需求的膳食模式，其宏量营养素的供能比例应符合平衡膳食的要求。限制能量平衡膳食对于延长寿命、延迟衰老和相关疾病的发生具有明确干预作用，主要分三种类型：在目标摄入量基础上按一定比例递减（减少 30%~50%）；在目标摄入量基础上每日减少 500kcal 左右；每日供能 1000~1500kcal。霍夫曼（Huffman）等对超重者进行了 6 个月的限制能量平衡膳食干预，发现与非限制能量平衡膳食相比，限制能量平衡膳食组的胰岛素敏感性有明显改善，并认为这是降低体重的原因。吉村（Yoshimura）等对内脏脂肪面积大于等于 100cm^2 的成人进行 12 周的限制能量平衡膳食干预后，有效降低了体重、脂肪组织重量、内脏脂肪面积及动脉粥样硬化的发生风险。

①脂肪：多项研究证实限制能量平衡膳食的脂肪供能比例应与正常膳食（20%~30%）一致，过低或过高都会导致膳食模式的不平衡。补充海鱼或鱼油制剂的研究均报道 n-3 多不饱和脂肪酸对肥胖者动脉弹性、收缩压、心率、血甘油三酯及炎症指标等均有明显改善，可增强限制能量平衡膳食的减重效果。

②蛋白质：由于限制能量平衡膳食降低了摄入的总能量，必然导致产热的营养素摄入降低，因此应适当提高蛋白质供给量比例至每千克体重 1.2~1.5g 或 15%~20%，这样就能在减重过程中维持氮平衡，同时降低心血管

疾病风险、增加骨矿物质含量等。不同来源蛋白质的减重效果可能不同，有研究发现大豆蛋白的减脂作用优于酪蛋白，且其降低血液中总胆固醇和低密度脂蛋白胆固醇的作用也更明显。

③碳水化合物：根据蛋白质、脂肪的摄入量来确定碳水化合物的供给量（40%～55%）。碳水化合物的来源应参照《中国居民膳食指南》，以淀粉类复杂碳水化合物为主，保证膳食纤维的摄入量每天25～30g。严格限制单糖类食物或饮料的摄入量。

④微量营养素：肥胖与某些微量营养素的代谢异常相关，尤其是钙、铁、锌、维生素A、维生素D及叶酸缺乏。肥胖和膳食减重也可引起骨量丢失。一项Meta分析显示，肥胖群体患维生素D缺乏的风险比正常人群高35%，比超重人群高24%。在减重干预的同时补充维生素D和钙可以增强减重效果。

⑤限制能量平衡膳食了限制除能量摄入外，还对营养均衡提出了推荐建议。近年研究认为，采用营养代餐方法能兼顾体重减轻和营养均衡。强化生活方式干预，对患者进行均衡营养模式教育的同时，也将营养代餐作为一种支持措施。强化生活方式干预组中37.7%的患者在干预第一年结束时达到了减重10%的目标，而膳食支持和教育组只有3.3%的患者达到此目标。

总的来说，配合营养代餐的强化生活方式干预比单纯的膳食支持和教育能更有效地降低患者的体重。此膳食模式证据等级和推荐意见整合体系见下表。

◆ **平衡膳食共识证据等级和推荐意见整合体系**

推荐意见	证据级别	描述
A	1	单个多中心 RCT 研究（原始数据开源）；基于 RCT 的系统性综述（有同质性，原始数据开源）；大样本数据挖掘研究（原始数据开源）；Meta 分析和系统性综述
B	2a	单个 RCT（原始数据不开源）；经典的基于病例对照研究的系统性综述（有同质性）；大样本队列研究（原始数据开源）
	2b	单个病例对照研究
C	3	病例报道（低质量队列研究）；横断面研究
D	4	专家意见或评论 中华糖尿病杂志

注：RCT：随机对照试验；

A、B、C、D：推荐意见优先级别从高到低。

◆ **CRD 应用推荐意见**

证据级别	推荐意见	推荐意见
1	A	CRD 具有减轻体重、降低脂肪含量的作用
2a	B	保证蛋白质充足供给，每千克体重 1.2~1.5g，可能增强 CRD 的减重效果
2a	B	使用大豆蛋白部分替代酪蛋白可增强 CRD 的减重效果
2a	B	CRD 中脂肪的供能比例以 20%~30% 为宜
2a	B	适当增加富含 n-3 多不饱和脂肪酸的食物或补充鱼油制剂，可以增强 CRD 的减重效果
2a	B	CRD 中碳水化合物的供能比例以 40%~55% 为宜
2b	B	增加蔬菜、水果、燕麦等富含膳食纤维的食物可增强 CRD 的减重效果
2a	B	适当补充维生素 D 制剂和钙可增强 CRD 减重效果
2b	B	采用营养代餐模式的 CRD 更有助于减轻体重

注：CRD：限制能量平衡膳食；

n-3PUFA：n-3 多不饱和脂肪酸。

2. 高蛋白膳食模式

高蛋白膳食中，蛋白质的供给量一般占供热的 20% 以上，或至少在 1.5g/kg 体重以上。合并慢性肾脏病患者应慎重选择高蛋白饮食。

研究表明，接受高蛋白膳食 6 个月的肥胖者比接受正常蛋白质饮食者体重下降更明显，1 年随诊后高蛋白膳食仍较对照组多降低了 10% 腹部脂肪。诺克斯（Noakes）等证实，采用高蛋白膳食比高碳水化合物膳食的肥胖人群体重下降更多（6.4kg 比 3.4kg，$P = 0.035$）。当受试者每日允许能量摄入为 20kcal/kg 时，其蛋白质占总能量的 30%，碳水化合物占 45%，脂肪占 25%，同时补充维生素和钾，12 周后体重明显减轻（4.72±4.09）kg，BMI、腰围和 WHR 也分别下降 1.87±1.57、（3.73±2.91）cm 和 0.017±0.029。莱曼（Layman）等将健康成年肥胖个体随机分为高蛋白低碳水化合物饮食组（PRO 组）和低蛋白高碳水化合物饮食组（CHO 组），4 个月后，两组体重减少量虽无明显差别，但是 PRO 组的机体脂肪（体脂）含量减少更明显；相对于 CHO 组，PRO 组对肥胖者血清中的甘油三酯、高密度脂蛋白胆固醇的改善更明显，并且依从性更高。一项为期 2 年的实验比较了高蛋白和高碳水化合物饮食对糖尿病超重者的减重效果，结果提示高蛋白膳食可能对存在糖尿病、心血管疾病和代谢综合征风险的患者有帮助。113 例中度肥胖患者经过 4 周的极低能量饮食的减重治疗后，体重降低了 5% ~ 10%，而随后 6 个月采用高蛋白膳食（18%）及正常蛋白饮食（15%）进行体重维持，结果显示高蛋白膳食体重反弹率更低。由于慢性肾脏病患者可能因高蛋白饮食而增加肾脏血流负荷，建议合并慢性肾脏病患者应慎重选择高蛋白饮食。

◆ 高蛋白膳食推荐意见

证据级别	推荐意见	推荐意见
2a	B	1. 对于单纯性肥胖及合并高甘油三酯血症者、高胆固醇症者采用高蛋白膳食，较正常蛋白膳食更有利于减轻体重、改善血脂情况，并有利于控制减重后体重的反弹
4	D	2. 合并慢性肾脏病患者应慎重选择高蛋白饮食

3. 轻断食膳食模式

轻断食膳食模式（简称"轻断食模式"）也称间歇式断食（intermittent fasting）5+2 模式，即 1 周内 5 天正常进食，其他 2 天（非连续）则摄取平常的 1/4 能量（女性约每天 500kcal，男性每天 600kcal）的饮食模式。

20 世纪 80 年代，韦尔泰什（Vertes）等对 519 例门诊患者进行断食治疗，78% 的患者体重下降超过 18.2kg，总体减重为每周 1.5kg，女性平均每周减重 1.3kg，男性每周减重 2.1kg，大多数患者均能接受该方案而未发现任何严重副作用。一项基于 16 例肥胖患者的研究显示，在隔日断食法干预 8 周后，患者体重平均下降（5.6±1.0）kg，腰围平均缩小 4.0cm，体脂含量从原来的 45%±2% 降到 42%±2%，收缩压由（124±5）mmHg 降到（116±3）mmHg，总胆固醇、低密度脂蛋白胆固醇和甘油三酯浓度也分别下降 21%±4%、25%±10% 和 32%±6%，而高密度脂蛋白胆固醇水平未发生显著变化。约翰逊（Johnson）等的研究也发现，在隔日断食法干预 8 周后，肥胖患者的 BMI 较基线值下降 8%，而低密度脂蛋白胆固醇和甘油三酯分别下降 10% 和 40%。2013 年发表的一项基于 115 例肥胖女性的研究显示，干预 3 个月后，轻断食模式的肥胖患者体重平均下降 4kg，而传统限制能量的肥胖患者体重平均下降 2.4kg，且前者胰岛素抵抗改善更明显。2014 年，一项关于 T2DM 预防的 Meta 分析发现轻断食可有效减重及预防

T2DM，对超重和肥胖患者的血糖、胰岛素及高密度脂蛋白胆固醇等代谢标记物均有改善。

◆ 轻断食膳食推荐意见

证据级别	推荐意见	推荐意见
2b	B	1. 轻断食模式有益于体重控制和代谢改善
2a	B	2. 轻断食模式在体重控制的同时，或可通过代谢和炎性反应改善，间接增加体重控制获益；同时增强糖尿病、心脑血管疾病及其他慢性病的治疗获益

（六）减重术后饮食指导

1. 少吃多餐

术后早期每天吃 6~8 顿，每餐不超过胃的容积，每隔 1~2h 可再次进食或进水，3 个月后才可以适当减少进食次数。

2. 逐步过渡

术后应遵循饮水→全流食→半流食→软食→普通饮食的顺序进行饮食调整。过程中若发生明显不适，应维持上一阶段饮食 1 周左右再重新调整。

3. 细嚼慢咽

建议术后患者每一口饭咀嚼 20~30 下，全流食和半流食的进餐时间延长到 10~15min，软食和普通饮食的进食时间延长到 20~30min。

4. 不吃生冷

术后胃的消化能力减弱，所以蔬菜、主食、肉类要煮透，尤其不要吃生肉，不喝冰水冷饮，建议食用室温水果。

5. 低脂低糖

每天摄入植物油 25~30g，保证 150~200g 左右主食，建议用粗粮、杂粮替代部分精米、白面，而红薯、土豆等主食因热量高且易产气，术后应尽量少用。

6. 充足蛋白

减重手术的目的是减少多余的脂肪并维持足够的肌肉，所以每顿饭要有充足的优质蛋白。乳清蛋白从氨基酸组成上看是最符合人体需求的优质蛋白。未加工的黄豆容易产气，建议食用腐竹、豆腐等豆类制品。

7. 多吃蔬果

蔬菜水果相对其他食物热量低、体积大、含膳食纤维丰富，术后可以适当多吃此类食物。粗纤维根茎类（芹菜、竹笋等）不易消化，应该在术后 3 个月以上再食用并注意切细、嚼碎。适合减肥人士吃的水果包括柚子、草莓、西瓜、桃、橙子等；而柿子、香蕉、榴莲、红枣含糖较高不宜食用。

8. 补足水分

减肥过程中需要充足的水分，以便带走脂肪燃烧过程中的代谢废物。除食物中的水分，每天还要摄入至少 1500~2000ml 水。由于减重手术后胃容积变小，所以喝水也要注意小口慢饮，并与进食分开。一般小口喝水，每小时摄入 150~200ml 水为宜。餐前半小时至餐后 1h 尽量少喝水，以免影响食物消化或引起腹胀。

9. 戒烟限酒

减重术后患者应当完全戒烟。术后 3 个月内应该完全禁酒，禁喝咖啡、浓茶、冷饮等刺激性饮品。3 个月以上喝红酒、黄酒要限量，而烈性的白酒和含气的啤酒应严禁饮用。

10. 适当运动

术后前3个月不建议运动；术后3~6个月量力而行，可自主选择轻体力运动。术后6个月以上坚持科学运动：每周进行至少150min有氧运动，运动5天，每次运动持续30min以上，如游泳、动感单车、健步走、慢跑。每次运动时间应大于10min才能计入运动总量。每周进行2次或更多的肌肉力量训练，每次30min。

（孟　晖）

参考文献

［1］中华医学会糖尿病学分会. 中国2型糖尿病防治指南（2017年版）［M］. 北京：北京大学医学出版社，2018.

［2］刘金钢，顾岩. 实用代谢和减重外科学［M］. 北京：军事医学科学出版社，2015.

［3］杨建军，王兵，顾岩. 肥胖和2型糖尿病外科手术并发症预防及处理［J］. 中国实用外科杂志，2014，34（11）：28-31.

［4］CHALASANI N, YOUNOSSI Z, LAVINE J E, et al. The Diagnosis and Management of Nonalcoholie Fatty Liver Disease：Practice Guidance from the American Association for the Study of Liver Diseases［J］. Hepatology, 2018, 67（1）：328-357.

健康教育是一种为了帮助和鼓励人们树立健康意识，传播基础健康知识，促进人们自愿采取有益于健康的行为，创造健康的环境，养成健康的生活方式，并学会在必要时求得适当的帮助，从而保护和促进健康并提高生活质量而进行的有目的、有计划、有组织的教育活动。

健康教育的核心是教育人们树立健康意识，养成良好的生活方式和行为习惯，提高生命质量。健康教育不仅对预防肥胖起到一定作用，而且对肥胖人群体重的减轻及相关并发症的缓解有有益的影响。

（一）学校健康教育

健康教育是社会经济状况指标中与肥胖有显著相关性的重要项目，在制定健康策略时，应将健康生活习惯和行为方式的养成视为减少肥胖风险的重要举措。目前，中国儿童、青少年的肥胖现象越来越普遍，他们缺乏健康认知，逐渐形成不良生活方式。儿童和青少年时期是接受健康教育、树立健康信念的最佳时期。在科学的引导下，儿童和青少年较易形成良好的行为习惯和生活方式，并对他们产生深远影响。加强学校的健康教育是干预儿童和青少年肥胖现象的重要环节，学校需要长期设立健康教育课程、讲座等各种形式的有益活动。通过定期开展讲座、发放宣传材料、组织课外活动，将学生及家长、教师和学校的相关教职工纳入健康教育行列，构建优质的健康教育环境，意义重大。学校健康教育课程设置的课后亲子互动作业，如和家长共同制定健康食谱、参与户外运动等，提高了家长在肥胖干预中的参与度，有助于干预效果的提升。对于正在成长过程中的儿童和青少年而言，加强生活中的健康教育，有助于提高他们的心理健康水平，树立健康信念，健康成长。

（二）社区健康教育

社区健康教育是指以社区为单位，以社区医生为主导人员，以社区人群为对象，以促进社区健康为目标，有目的、有组织、有计划的健康教育活动和过程。其目的是发动和引导社区居民树立健康意识，关心个人、家庭和社区的健康问题，积极参与健康教育和健康促进规划的制定与实施，养成健康的行为方式和生活习惯，提高自我保健能力和群体健康水平。肥胖及相关代谢性疾病的社区防治，需依托基本公共卫生服务，为肥胖患者提供血糖、血压的监测，以利于相关代谢性疾病的筛查。

社区医生作为社区居民的健康监护人还要加强社区健康教育，按照肥胖家族史、高血压病史、糖尿病史、生活习惯等将社区人群分为一般人群、肥胖人群和肥胖伴代谢性疾病患者群，并为其提供有针对性的干预措施。与其他场所相比，健康社区建设的过程中要充分考虑目标人群的需要及接受程度，内容要通俗易懂，形式要喜闻乐见，时间、地点、方式要方便目标人群。对肥胖人群的健康教育重点应在倡导合理膳食和加强运动的基础上，强化血脂、血糖、血压监测，以便达到早预防、早发现、早干预、早治疗的目的；对已经发生肥胖相关代谢性疾病者还需在此基础上进行额外的健康教育，以提高治疗的依从性。

（三）医院健康教育

医院健康教育是以健康为中心，以医疗保健机构为基础，为改善患者及家属、社区成员和医院职工的健康相关行为所进行的教育活动。开展医院健康教育是医学模式转变和现代医学发展的必然趋势。医院健康教育是密切医患关系，促进医院精神文明建设的纽带。

现代医学已经证明，肥胖及相关代谢性疾病与人们的不良生活方式和环境危险因素密切相关。要治疗这些疾病，最基础的办法是通过健康教育来改变患者的不良行为。有研究明确指出，对肥胖患者采用临床护理与健康教育相结合的方法能改善其预后及生活质量，显著提高减肥效果和临床疗效。医院不仅是治疗疾病的场所，更是对患者及亲友进行针对性健康教育的最佳平台。结合目标人群的具体病情，往往能够取得事半功倍的效果。

（四）网络健康教育

随着网络的发展，部分发达国家已经将网络与健康教育相融合，而中国的健康教育者也应及时更新观念，增加符合健康需求的网络互动。肥胖患者往往深居简出，相较于面对面的健康教育，通过网络实施肥胖干预计划更易被接受，这将帮助他们树立正确的健康观念，改变其原有的不良行为方式。研究表明健康教育和社交网络对于饮食行为具有独立和交互作用。所以应全面发展网络健康教育，弥补传统教育方式的不足，为健康教育带来更加多样化的信息传播途径。

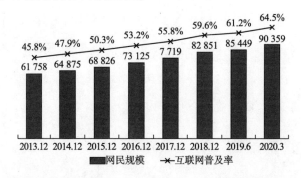

■ 中国网民规模（单位：万人）和互联网普及率

健康教育是医学科学发展的必然结果。通过健康教育，改变人们不良的生活习惯和行为方式，在有效避免肥胖症发生的同时，可有效降低肥胖诱发的高血压、冠心病、脑卒中等慢性病的患病率，也是目前代价最小、最可能取得实效的措施。如果肥胖已经引起严重并发症，则会导致卫生资源的大量消耗和医疗费用的急剧增加；而当个体还处于超重状态时即进行健康教育和行为干预，能有效地提高个人防病意识，减少疾病发生的概率。因此，及早进行健康教育和行为干预一方面可改善身体健康状况，提高了生活质量；另一方面可节约医疗资源，减轻家庭负担。总之，健康教育对推进"健康中国"建设发挥重要作用，这既是目标也是要求。

（汤黎明）

参考文献

［1］翟向阳. 健康教育学［M］. 重庆：重庆大学出版社，2018：24-25.

［2］UEMURA M, HAYASHI F, ISHIOKA K, et al. Obesity and Mental Health Improvement Following Nutritional Education Focusing on Gut Microbiota Composition in Japanese Women：a Randomised Controlled Trial［J］. Europea Journal of Autrition, 2019, 58（8）：3291-3302.

［3］TOP F Ü, KAYA B, TEPE B, et al. Physio-psychosocial and Metabolic Parameters of Obese Adolescents：Health-Promoting Lifestyle Education of Obesity Management［J］. Community Mental Health Journal, 2019, 55（8）：1419-1429.

第五章　肥胖合并代谢性疾病的防治策略

第四节　肥胖药物的可行性，如何选择？

肥胖需要进行综合治疗，在坚持膳食干预和运动干预的基础上，对于达到肥胖症诊断标准的，药物治疗也是重要的辅助手段之一。近年来，减肥药物是药物研发的热点，药物治疗肥胖的机制，通常有以下 4 个：①作用于中枢神经系统抑制食欲；②通过提高机体基础代谢率（basal metabolic rate, BMR）而增加热量消耗；③减慢胃排空而延长餐后饱腹感；④减少营养物质在小肠的吸收等。

无论是小分子化学药品还是大分子生物制剂，在进入临床试验前，均应经过实验室的药代动力学、药效学、安全药理学和毒理学的检测，在获得国家药品监督管理局（简称"国家药监局"）临床试验许可之后，开展 I 期、II 期和 III 期临床试验。其中 I 期临床试验主要是健康志愿者药代动力学和药物安全性的小范围试验，以初步确定该试验性药物的安全剂量和使用方法；II 期试验是小范围的针对相应疾病患者的临床试验，其主要目的是初步确定该试验性药品在疾病患者中的安全性和初步有效性；III 期临床试验是大规模的多中心试验，已正式确定该试验性药品的临床有效性和安全性。在 III 期试验获得成功后，方可向国家药监局提交申请，以获得正式批准。在正式批准上市后，应继续进行 IV 期临床试验，持续监测该药品的安全性。以减肥为适应证的药品，需要经过所有的试验，确定其安全性和临床有效性之后，方有机会获得国家药监局的批准上市。

尽管西方国家的药监部门批准了多个减肥药物，但是目前获得国家药监局正式批准的以减肥为适应证的药物，仅有脂肪酶抑制剂类药物。另外，还有几种以治疗糖尿病为适应证的药物，在临床应用过程中具有体重减轻作用，但目前依然未被国家药监局批准为"减肥药物"，仅可在糖尿病的肥胖患者中应用。

国家药监局批准的药物均已经过严格的临床试验，安全性和有效性可得到保证，对于符合指征的患者，可以放心使用。然而，目前有许多所谓"减肥药物"，并未获得国家药监局批准而在市场上"盛行"，这类所谓"减肥药物"，安全性和有效性得不到保证，会对身体造成伤害。本节对2020年以前已获得国家药监局批准的具有减肥作用的药品做简单介绍。

（一）胃肠道脂肪酶抑制剂

胃肠道脂肪酶抑制剂类药物的代表药品是奥利司他，这类药物是目前唯一获得国家药监局正式批准的以减肥治疗为适应证的药品，归于非处方药品。

1. 药理机制是什么？

胃肠道脂肪酶抑制剂经口进入胃肠道后，与胃和小肠腔内胃脂肪酶和胰脂肪酶的活性丝氨酸部位形成共价键，使该酶失活，失活的酶不能将食物中的甘油三酯等脂肪水解为可吸收的游离脂肪酸和单酰基甘油，而未被消化的甘油三酯不能被人体吸收，以达到减少脂肪类营养成分和热量摄入的作用。

2. 临床效果如何？

对于单纯性肥胖症及合并肥胖相关疾病危险因素的患者，服用奥利司他与仅服用安慰剂相比，能更有效地促进并维持体重减轻，且可改善与肥胖有关的其他疾病。多项多中心临床研究结果显示，坚持服用奥利司他2年，除了促进体重减轻外，还可最大限度地减少体重反弹，改善生活质量。

然而，需要注意的是，因为奥利司他仅抑制胃肠道对脂肪类营养成分的吸收，如果仅服用奥利司他而没有饮食控制，总卡路里热量摄入没有显著下降，通常不具有减体重作用。此外，减肥治疗需要长期按时服用药物，如果不能按次按量服药或经常忘记服药，通常不能达到减轻体重的目的。

3. 如何改善心血管危险因素？

肥胖是心脑血管疾病的高危因素，奥利司他除了通过抑制脂肪吸收而具有减轻体重的作用外，还可改善肥胖患者存在的心血管风险因素，如总胆固醇和 LDL-L 异常。

4. 常见哪些不良反应？

奥利司他主要的不良反应集中于胃肠道，多数由其增加脂肪排泄的药理作用引起，其中包括腹痛/腹部不适、直肠痛/直肠不适、胃肠排气增多、大便次数增多，并有紧迫感甚至大便失禁，通常为脂肪性便、脂肪泻、水样便等。服药后大多数不良反应是轻中度的，并伴有主观症状，通常在治疗的第二年可缓解，故无须药物治疗和特殊处理。

此外，奥利司他可引起维生素水平降低，对脂肪吸收产生抑制作用。尤其会使脂溶性维生素吸收效率降低，但并未达到缺乏的水平。不过，还是建议在服用奥利司他期间，额外补充维生素。

5. 奥利司他是否会致癌？

目前奥利司他是否会致癌或者抑制癌细胞生长，均无临床证据。有观点认为，由于奥利司他抑制脂肪吸收，使粪便二酰甘油刺激结肠黏膜作用增强，从而增加蛋白激酶 C 传导，理论上可导致上皮细胞增殖。此外，棕榈酸酯是多种癌细胞增殖所需要的物质，而奥利司他可以抑制棕榈酸酯合成所需的脂肪酸合酶，理论上具有抑制肿瘤细胞生长的作用，目前尚无进一步的临床研究证实。

6. 奥利司他是否导致肝损害？

1999—2009 年，约 4000 万人服用奥利司他，13 人发生了严重肝损害，其中 2 人因肝衰竭死亡，还有 3 例需要肝移植，因此，美国 FDA 曾于 2010 年发出郑重警告，指出长期或大剂量口服奥利司他有可能会引起肝损害。

然而进一步调查发现这 13 例肝损害患者还同时服用了其他药物或存在其他可能导致肝损害的情况，而肝损害与奥利司他的直接关联性不明确，于是撤销了此警告。

7. 奥利司他的适应证与用法？

一般建议在经过饮食控制和运动、体重控制不佳且 BMI 高于 24 时，可考虑在坚持饮食控制和运动的基础上，启动奥利司他治疗。妊娠期和哺乳期女性，以及年龄不足 18 周岁的青少年和儿童不可服用。此外，因为奥利司他会影响其他药物的吸收，如果同时服用其他药物，则在启动奥利司他治疗之前，需咨询相应的专科医生。目前，奥利司他在我国被批准为非处方药，可自行购买。该药为口服剂型，一般在就餐开始至餐后 1h 内皆可服用，建议每次 120mg。为达到最佳效果，通常在没有不适的情况下，每餐服用。如服药后出现明显不适，应及时就医。

（二）胰高血糖素样肽-1 受体激动剂

临床研究发现，胰高血糖素样肽-1 受体激动剂除了可以降低糖尿病患者的血糖之外，同时具有减轻体重的药理作用，因而目前被应用于治疗肥胖合并 T2DM 的患者。目前，我国已上市的胰高血糖素样肽-1 受体激动剂包括利拉鲁肽、贝那鲁肽、利司那肽和艾塞那肽，其中利拉鲁肽对于体重减轻作用的研究最多，故本节仅介绍利拉鲁肽。

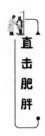

1. 药物机制是什么？

利拉鲁肽是一种利用基因重组技术生产的胰高血糖素样肽-1类似物，具有促进胰腺 B 细胞在血糖水平升高的情况下分泌胰岛素、抑制胰岛分泌胰高血糖素而降低血糖，是葡萄糖浓度依赖性胰岛素促泌剂。其在机体血糖水平正常的情况下，不影响胰岛素和胰高血糖素的分泌。除此之外，胰高血糖素样肽-1 受体激动剂还具有延缓胃排空的作用，并可作用于中枢降低饥饿感，抑制食欲，使得体重降低。

2. 临床效果如何？

一项为期 20 周的多中心临床研究将肥胖人士分为三组，分别应用利拉鲁肽（每日 3.0mg）、奥利司他和安慰剂，并均辅以行为指导，三组患者体重分别下降 7.2kg、4.1kg 和 2.8kg，应用利拉鲁肽的受试者当中，76% 的人体重减轻超过 5%，而奥利司他组和安慰剂组仅有 44% 和 30% 的人体重减轻超过 5%。

3. 降低血糖效果？

利拉鲁肽的降低血糖作用具有葡萄糖浓度依赖性，即仅在血糖升高的情况下降低血糖，因而通常不会造成低血糖。阿斯特鲁普（Astrup）等的研究表明，经利拉鲁肽（每日 2.4mg 或 3.0mg）治疗 20 周后，患肥胖合并代谢综合征比例降低了 60% 以上，而奥利司他治疗和安慰剂治疗仅分别使合并代谢综合征的比例减少了 13% 和 38%。

4. 哪些不良反应？

除了注射部位反应外，多项研究显示，注射利拉鲁肽后常见的不良反应主要为胃肠道不适，如恶心、呕吐、腹泻、便秘和消化不良等。这些反应多发生在注射最初几周，后逐渐减轻，大多数患者可以耐受。不良反应的程度与剂量相关，用量加大后胃肠不良反应发生率更高，程度更严重。

5. 利拉鲁肽与胆石症的关系？

在减肥过程中，由于进食紊乱，可诱发一部分患者继发胆囊结石，而应用利拉鲁肽导致胆囊结石的报道较少，发生概率较低。戴维斯（Davies）等的研究显示，应用利拉鲁肽（每日3.0mg），约1.2%的患者发生胆囊炎或者胆囊结石，而当剂量为1.8mg/d时，胆囊炎或者胆结石的发生率高于3.0mg/d，为1.9%，因而无剂量相关性，而同期应用安慰剂的患者有0.5%发生胆囊炎或者胆囊结石。

6. 利拉鲁肽与甲状腺癌相关吗？

在啮齿动物长期致癌性研究中观察到，利拉鲁肽可使甲状腺滤泡旁细胞增殖，导致从局灶性增生至良性肿瘤，甚至是恶性肿瘤的一系列病情演变，但在甲状腺滤泡细胞中，未观察到类似变化。应用啮齿动物进一步研究发现，其机制在于甲状腺滤泡旁细胞上的胰高血糖素样肽-1受体激活诱导降钙素释放，因而甲状腺滤泡旁细胞需要合成更多降钙素而致细胞增生。甲状腺滤泡旁细胞的长期增生，可导致肿瘤样改变。然而，迄今没有确切的临床证据证明利拉鲁肽会导致甲状腺癌，利拉鲁肽（小于等于1.8mg）和安慰剂治疗的患者降钙素水平和髓样甲状腺癌发生率无差异，有观点认为这是因为降钙素在灵长类与啮齿动物中所起的作用不同。

7. 都有哪些适应证？如何使用？

尽管FDA已经将利拉鲁肽（每日3.0mg）制剂批准用于治疗BMI≥30.0的单纯性肥胖症及BMI≥27.5且合并肥胖相关代谢异常的治疗，但截至2020年，我国并未批准将利拉鲁肽用于以减肥为首要目的的临床治疗，其临床适应证仅为成人T2DM的二线治疗。然而，从适应证来讲，因为利拉鲁肽具有减轻体重的药理作用，因而更适合肥胖型T2DM患者。尽管西方国家将每日3.0mg的剂量用于减肥治疗，但对于中国人，每日3.0mg的注射剂量并未经过临床验证。

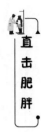

（三）我国尚未批准的减肥药物

1. 二甲双胍

二甲双胍并不具有降低体重的药理作用，然而，部分人服药后产生胃肠道不良反应，体重轻度减轻。因而并不推荐将二甲双胍用于减肥治疗。

2. 氯卡色林

我国至今未批准过此类药物。氯卡色林是 5-羟色胺-2C 受体选择性激动剂，它通过激活该受体增加饱腹感，降低饥饿感，从而减少摄食，达到一定的减重效果。该药于 2012 年获得美国 FDA 批准用于肥胖症患者的减重治疗，但因存在潜在的致癌风险，于 2020 年退市。

3. 芬特明和托吡酯缓释剂

我国目前也未批准此类药物用于减肥治疗。芬特明是拟交感神经类减肥药物，通过抑制食欲达到减肥的效果。美国 FDA 批准将其用于短期减肥。托吡酯缓释剂最初作为抗癫痫和治疗偏头痛药物上市，在临床应用过程中发现具有减肥作用，美国 FDA 于 2012 年批准芬特明和托吡酯缓释剂（商品名 Qsymia™）作为减肥处方药。

4. 纳曲酮和安非他酮缓释复合制剂

纳曲酮是阿片受体拮抗剂，安非他酮属于氨基酮类抗抑郁药，两者可增加热量消耗并降低食欲。美国 FDA 于 2014 年批准两个药物用于治疗肥胖症，但因为该药对中国人的安全性和有效性缺乏临床研究，因而国家药监局还未批准这两种药物。

5. 西布曲明、甲状腺素、利尿剂和一些抗抑郁药物

这些药物虽可能会使患者体重减轻，但因为显著不良反应，对人体健康造成危害，"风险收益比"失衡，因而被禁止用于减肥。

（祁子添　张　鹏）

第五节 如何做好肥胖的心理康复治疗?

康复治疗指综合应用医学、教育、社会、职业的各种方法,使因伤、病或者先天残疾造成的肢体、精神、社会或者认知方面的功能障碍,尽可能地恢复或者重建,让患者重新走向生活、工作和社会。肥胖的病因是多方面的,情绪调节困难和内感受意识缺陷被认为是肥胖症发病和维持的共同危险因素,即肥胖相关的饮食行为与抑郁、压力和焦虑有关,而不良的情绪往往随着肥胖的严重程度而增加。

对肥胖患者进行心理康复治疗是促使患者改变生活方式,激励他们在多学科团队(multidisciplinary team,MDT)的帮助下,实现长期参与可持续和成熟减肥计划的基础。针对肥胖的心理康复疗法通常可以帮助患者减少功能失调的行为,通过提高心理技能,如患者自我控制能力、饮食行为策略调整等来限制食物的数量,以达到抵抗食物诱惑的效果,进食时慢慢咀嚼,充分享受食物,以提高对与味觉和食物相关的愉悦感的认识,减少食物摄入达到减肥效果。心理康复治疗的目的是帮助患者维持最初已经实现的目标,防止体重反弹。

(一)如何实现自我对话强化目标?

情绪变化(如自卑、抑郁、沮丧等)和情绪化进食之间存在一种双向的、相互加强的作用,对控制饮食和促进减肥成功有很强的作用。研究表明,这种情况在女性身上更为明显,因为她们的情绪化进食水平更高。减肥的过程是一个十分艰难的过程,很多人会丧失信心,产生消极情绪,有的人甚至产生自暴自弃的想法。如果对饮食不加控制,会导致更加严重的后果。研究表明,肥胖儿童表现出较差的自我控制,同样,较差的自我控

第五章 肥胖合并代谢性疾病的防治策略

155

制也被证明可以纵向预测儿童的肥胖。

古老的印第安切罗基部落的酋长曾对他的孙子说，每个人心中都有两匹狼，一匹是善良的狼，一匹是邪恶的狼，他们每天都在做斗争。孙子问他哪匹狼会赢，酋长说：你心里偏向哪一匹，那匹就会赢！同样在减肥过程中，如果减肥者对体重感到内疚、羞愧或者放任，就

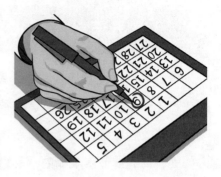

■ 减肥计划

会导致逃避、消极地自我对话，容易使自己孤立，这些反应会阻止减肥行为的实施。相反，如果减肥者保持稳定的心理和情绪，树立对美好身材的追求和向往，认识到肥胖可能会引起多种疾病，损害健康，甚至会危及生命，就会坚定减肥的信念。当我们在进行减肥时，可以先定一个小的目标，等到实现以后再定一个小目标，通过这样的小成功带来的愉悦感不断激励自己，持续进行下去。

在实施减肥计划的过程中，我们可以通过将鼓励性的语言贴在自己可以看到的地方，如"某某，你最棒，你一定可以的""某某，你苗条的身材看起来更好看""再坚持一周，一定可以瘦下来"。我们还要看到减肥过程的复杂性和长期性，寻求减肥治疗的肥胖者比不寻求治疗的肥胖者心理压力更大，当一段时间没有明确的效果时，我们也不要气馁或者责怪自己，而是要积极寻找原因，鼓励自己希望就在前方。此外，在生活中我们宜多与家人或者朋友沟通，学会控制负面情绪的影响，分享快乐的故事或者经历，转移对食物的注意力。

（二）怎样做到不用食物缓解压力？

有一个案例：一位朋友生活有规律，平时也非常注意健身，为了保持

理想体重，她可以连续几个月每天晚上只吃水果或者沙拉，而且每周坚持去 3 次健身房。但是自从调到新岗位以后，她非但没有瘦下来，体重还直线上升。到医院检查，身体各项指标都正常。这实在是不可思议，到底是什么原因导致的体重增加？通过与她的聊天发现，她新换的岗位并不是她擅长的，而且新的部门没有熟悉的人可以交流，担心开会的时候会说错话被人嘲笑，所以经常感到压力大和焦虑，每次感到压力大时，就会习惯性地疯狂地吃刺激性较大的垃圾食品，直到口舌麻木，但依然停不下来。又或者在点外卖的时候总是点双人份套餐，直到吃完后感到撑得恶心。虽然她知道这样不好，也不是不想减肥，但好像就是无法控制自己。当事人的这种情况就是"情绪性进食"，它指的是人们在不饿的情况下，因为压力过大、无聊等一系列情绪而产生的难以抑制的进食冲动。长期处于这种状态容易产生对食物缓解压力的依赖，还会伴随脂肪不断堆积造成肥胖，严重时会让自己陷入深深的自责，觉得自己不够自律，对生活缺乏掌控感，产生抑郁情绪或者强迫症状。

当遇到对陌生工作环境恐惧，或者在生活、工作中遇到类似的压力，导致紧张或者焦虑的情况时，我们首先应该学会调整自己的心理状态，积极地适应或应对新的工作环境和压力，通过自我学习、业余充电或者向有经验的同事请教等方法，尽快融入新岗位。另外，当我们感到压力大或者焦虑的时候，也可以通过正念疗法、音乐疗法、参与运动等，改善消极情绪，转移对食物的依赖。

正念疗法是一种专注于正念意识的应用来解决各种与压力相关的问题的方法，心理学中正念疗法被广泛应用于治疗和缓解焦虑、抑郁、强迫、冲动等情绪心理问题，在人格障碍、成瘾、饮食障碍、人际沟通障碍、冲动控制等方面的治疗中也有大量应用。以正念为核心的心理疗法是目前美国最为流行的疗法，正念训练的重点是培养必要的技能，以了解和接受思想和情感，并区分情感唤醒和身体饥饿的提示。正念的概念集中在正念相关的干预，如瑜伽、冥想和意识训练等。其疗效获得了从神经科学到临床心理方面的大量科学实证支持。最近的研究表明，正念疗法可以改善或延长饮食失调患者的长期健康结果，这与减少总的食物消耗、选择更健康的食物以及在肥胖人群中减缓饮食过程的做法有关。

（三）如何行为调整，去除暴食诱因？

暴食的特征是周期性出现暴食行为（即吃了异常大量的食物并无法控制），但没有显著的代偿行为（如自发性呕吐、过度运动、导泻等）。暴食是个体肥胖中最常见的问题性饮食行为，与肥胖高发病率，包括与肥胖相关的并发症、饮食失调精神病理学、精神障碍、生活质量下降和社会功能受损等有关，因而减轻暴食行为对于预防和治疗肥胖的效果是显著的。

暴食的病因和确切发病机制还不清楚。研究表明，暴食是一种适应不良心理困扰的应对机制，当压力大的时候会通过暴食行为缓解压力。暴食对身体有明显的损伤，通过适当的治疗干预，能取得较好的疗效。

临床上对暴食主要采用认知行为疗法，其目标是通过促进患者以更健康、更有条理的饮食模式，改善对体形和体重的关注，并鼓励使用健康的体重控制行为，如设定目标和自我监督，通过对负性情绪的控制和改变对自己的负面看法来规范饮食模式，从而打破这种"节食—暴食恶性循环"。

此外，人际心理治疗法也被用于暴食的治疗，旨在帮助患者在明确的特定领域进行人际关系改变，并探索处理未来人际关系困难的方法。尽管在整个治疗过程中人际关系事件和暴食之间有联系，但该治疗并不包含任何特定的行为或认知行为过程。

（钟卫权）

第六节 行为习惯的矫正，该怎么办？

在众多导致肥胖的病因中，不良行为习惯是重要因素之一。对于行为习惯的治疗方法也称为认知行为疗法，其是以学习的基本原则为基础的，这些原则是通过对动物和人类学习习惯、发展对行为后果的预期，以及改变行为以响应新的环境要求等过程的研究建立起来的。人们调节自身饮食行为习惯的潜力，如定期饮食，计划每日或每周的饮食和准备购物清单，因此评估心理障碍和矛盾情绪与饮食行为失调时，设定目标是有必要的，并且目标要现实一点，如果设定的目标过于呆板有可能导致"失败"后果。

19世纪60年代，美国弗斯特（Ferster）是最早报道将行为治疗方法应用于肥胖的研究人员。在斯图亚特的研究报告中，他描述了改变受试者的饮食习惯、营养摄入和进行活动/锻炼中的策略，对10位肥胖受试者进行个体化治疗。10位实验对象中有2位退出了治疗，在剩下的8位受试者中，他们都减去了超过9kg的体重，其中有3位减重超过18kg。研究者认为，这些习惯会受到各种环境和心理暗示的制约，因此，随着时间的推移，不健康的习惯会越来越强，行为疗法的目标是通过一个系统的生活方式调整来矫正不良的饮食习惯。

（一）进食不宜过量、过频或者吃得过快

首先一日三餐，定时定量。肠胃的消化活动是有时间规律的，凡事都是过犹不及，每餐吃的量不要太多。其次，降低吃东西的频率，餐后少吃零食，吃零食不但会增加胃肠器官的消化负担，还会增加肥胖的风险。最后，吃饭的速度不能太快，养成细嚼慢咽的习惯。细嚼慢咽使食

物变得更细小，在肠道内与消化酶更易结合，有利于营养物质的吸收，在减少肠胃负担的同时还能增加食物的享受感，提高饱腹感，减少食物的总摄入量。

（二）饮食清淡，少吃高热量膳食

清淡饮食指的是少油、低糖、低盐、不辛辣的饮食，口味比较清淡。从营养学角度来看，清淡饮食能最大限度地保存食物的营养成分。过多的盐会加重肾脏代谢负担，损害肾脏功能，还会引起高血压、中风、心脏疾病等。一项新的研究发现，如果大鼠连续十天吃高热量食物，会导致记忆力衰退且行动困难。另外，高热量膳食容易增加患结肠癌的概率。并且吃进胃里的油脂过多，胆汁也会相应增加分泌。当高脂肪、低纤维的食物进入结肠后，结肠中的一些有害菌可将其中的胆汁分解转化为某种致癌物，从而增加患结肠癌的概率。

（三）您的运动科学吗？

经常锻炼身体可以增强心、肺、消化和免疫功能，改善神经系统功能，增强记忆力，消除不良情绪，运动还可以降低血液中胆固醇含量，升高血液中的高密度脂蛋白的含量，该物质能够清除血管中沉积的脂肪和胆固醇，从而起到预防高血压、脑卒中等作用。运动减肥应避免高强度短时间的运动，以适中强度持续时间较长为宜，尽量选择全身性运动。例如，一位妇女试图从无活动增加到每周 300min 剧烈运动，可能会经历身体的疲劳和疼痛。这样的后果将使她不太可能继续锻炼。如果她开始制订的运动方案更适度（每天步行 10min，1 周步行 5 天），她可能会感到容易完成，从而有动力继续锻炼。

有不良行为习惯的人，通常会有较低的自我调节水平。研究表明，对那些自我调节能力较差的肥胖儿童来说，可能会不容易抑制消费不健康食品的冲动，且不容易完成既定的目标，包括运动和锻炼的目标（如组建运动队、增加活动量）和健康饮食的目标（如尽量不吃得过多、吃更健康的食物）。实现这些目标的动机与体脂率呈负相关，如追求目标的动机越多，体脂率就越低。同样，如果对于习惯改变的积极性较低，这也会进一步加强不良的习惯。

（钟卫权）

参考文献

[1] ANNESI J J. Relationship of Emotional Eating and Mood Changes Through Self-Regulation Within Three Behavioral Treatments for Obesity [J]. Psychological Reports, 2019, 122 (5): 1689-1706.

[2] WADDEN T A, TRONIERI J S, BVTRYN M L. Lifestyle Modification Approaches for the Treatment of Obesity in Adults [J]. The American Psychologist, 2020, 75 (2): 235-251.

[3] GASTELNUOVO G, PIETRABISSA G, MANZONI G M, et al. Cognitive Behavioral Therapy to Aid Weight Loss in Obese Patients: Current Perspectives [J]. Psychology Research and Behavior Management, 2017, 10: 165-173.

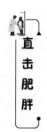

第七节　中医中药是如何应对肥胖的？

中医药治疗肥胖症因其效果显著且副作用小，越来越受到肥胖症患者的青睐。本部分就针灸、中药内服与外用、穴位埋线等治疗方法，中医治疗肥胖症的疗效标准及肥胖症预防等方面进行具体阐述，为中医药治疗肥胖症的深入探讨提供参考。

（一）中医药治疗肥胖症

1. 如何针灸治疗？

针灸具有简便、廉价、绿色、高效、副作用小的治疗特点，包括单纯性针刺、艾灸、电针、温针灸、针刀等多种不同治疗手段，是受肥胖患者认可和欢迎的"绿色"疗法。针灸减肥是多靶点、多系统作用的结果，目前主流认为针灸能通过抑制食欲、改善胰岛素抵抗、增强免疫能力、降低血清瘦素的表达及调整肠道菌群来减轻体质量、改善脂质代谢，并进而对肥胖并发症的防治起到一定作用。

（1）针刺

针刺治疗单纯性肥胖症应用非常广泛，其能够通过调整经络与脏腑功能来调节胃肠功能，降低食欲的强度，改善人体内分泌系统。气虚质是肥胖的最主要的兼夹体质，临床运用"引气归元健脾胃"针法治疗单纯性肥胖患者，起通调任脉、理气调肠的作用。

（2）艾灸

现代研究表明，艾灸降脂疗效明确，也可用于治疗肥胖症。从中医角度分析，肥胖症患者具有少气、气涩及多浊等病理特点，艾灸可通过温通、行气和降浊等达到很好的治疗作用。有人通过艾灸肥胖患者的足太阴脾经原穴太白穴和本经荥穴大都穴，并配合推揉腹结穴，患者总体痰湿内盛症状得到明显改善，体重减轻，腹胀、食积发生频次降低，治疗总有效率为90%。

（3）温针灸

在饮食控制的基础上采用温针灸治疗痰湿闭阻证引起的单纯性肥胖具有良好的临床疗效。临床探究了温针灸、拔罐疗法联合生酮饮食应用于单纯性肥胖患者的疗效，结果表明结合温针灸、拔罐疗法，患者BMI结果均显著低于仅采用生酮饮食治疗组患者，同时还可以减轻患者社会心理压力。

（4）电针

电针疗法在改善受试者体重下降率和体脂率方面优于耳穴贴压法，在改善腰围和BMI方面与耳穴贴压法效果相当。人们通过观察不同治疗频次电针的临床疗效，发现每周3次的疗效明显优于每周2次。在选择电针波形时，电针连续波与疏密波都可以治疗单纯性肥胖，但疏密波有更好的疗效。在电针治疗过程中，多采取高频电针、较大强度电针，穴位的选择包括主穴、辨证用穴、阿是穴等。

2. 中药如何治疗肥胖症？

（1）中药内服

研究表明，在治疗肥胖的临床随机对照试验中，中药组降低患者的体重、BMI、腰围、体脂量、体脂率、空腹血糖的效果均优于对照组。单味中药出现频次最高的依次为补气药、利水渗湿药、理气药、消食药，药味甘者居多，药性多属温性药物，药物归经以脾、胃经为主。方剂中使用最多的代表方分别为祛湿剂苓桂术甘汤、祛痰剂二陈汤和补益剂参苓白术散。

目前中药减重的主要手段为复方干预，中药复方可以助人祛邪扶正、调和阴阳，还可通过观察患者具体病情改变而随症加减。常用药物排名前十的分别是荷叶、决明子、茯苓、甘草、陈皮、泽泻、芍药、山楂、枳壳、大黄。在中药中存在广泛的生物活性成分，如黄酮类、生物碱、异戊二烯类、醌类、皂苷类等。如荷叶碱是从荷叶中提取的活性成分，研究认为荷叶碱可能通过改善肠道菌群，降低肠道通透性来缓解慢性炎症，进而发挥治疗肥胖的作用。还有人认为中药具有抗炎活性，可以抑制脂肪酸合酶发挥作用。

（2）中药外用

中药外用治疗肥胖的常见剂型有乳膏剂、散剂、水剂等。

①乳膏剂是将药物与适宜基质均匀混合而制成的有一定稠度的半固体剂型，其具有局部治疗、润滑皮肤和保护创面等功效。通过临床观察膏摩法治疗 60 例单纯性肥胖症患者，治疗总有效率为 89.29%，也证实了膏摩法的临床疗效及优势。

②散剂常以穴位敷贴方式外用干预肥胖。穴位敷贴具有药物与穴位双重功效，又有使用方便、无毒副作用、疗效快捷的特点，广泛受到肥胖症患者的青睐。我们运用大黄、枳实、厚朴、山楂、神曲、莱菔子加冰片研成粉末后，加甘油和水调成糊状，制成药饼，敷于神阙、中脘、气海、关元、天枢、水道、大横穴，18 例患者治疗总有效率为 77.78%。

③水剂即中药水煎剂，如将药液涂抹腹部后，垫布用药液浸湿联合中频电治疗仪置于腹部及四肢部治疗；也可进行药物熏蒸疗法。中药熏蒸联合拔罐比单独拔罐疗法治疗腹型肥胖的疗效更佳，利用自拟方进行药物熏蒸患者四肢及躯干部，疗效确切且明显优于单独拔罐疗法。

3. 其他

穴位埋线是根据中医"深而久留之"的理论衍生出来的新兴疗法，因其安全、有效、简便，在临床运用广泛。研究表明，单纯性穴位埋线与穴位埋线结合中药、针刺、耳穴疗法、艾灸、推拿、拔罐、饮食运动、针刀治疗等综合疗法对治疗肥胖患者均有确切疗效。穴位埋线法在改善患者体重下降率、腰围、BMI、体脂率方面与电针疗法疗效相当，且显著优于耳穴贴压法。针对单纯性肥胖症，在降低体质量、BMI方面，夹脊穴埋线治疗要比常规埋线治疗效果好。

（二）减重的疗效标准有哪些？

高质量文章中使用数量最多的疗效标准如下。①临床痊愈：临床症状消失或基本消失，体质量下降大于80%，体脂率男性接近26%，女性接近30%，BMI 26~27；②显效：临床症状大部分消失或基本消失，体质量下降30%~70%，体脂率下降超过（含）5%，BMI下降超过（含）4；③有效：临床症状明显减轻，体质量下降25%~30%，体脂率下降3%~5%，BMI下降2~4；④无效：临床症状无明显改善，体质量下降未达25%，体脂率下降未达3%，BMI下降未达2。

（三）我们有哪些预防措施？

1. 睡眠时间多久最有益？

相关研究结果显示，人们睡眠时间保持在7h时最有益健康。

2. 合理饮食运动

研究表明，个性化的高蛋白膳食方案联合运动指导，可以帮助肥胖患者控制体重，促进脂代谢的改善。

3. 预防并发症

对胃肠道和肝病患者肥胖的筛查是早期减肥干预的常见做法。肥胖患者可以做艾灸预防保健，又称为保健灸。保健灸具有清除自由基、提高机体免疫力，调整脂质代谢及血液循环，以抵抗或减轻各种因素对身体的损害，达到防病保健、延年益寿的目的。

综上所述，中医学对单纯性肥胖的临床研究已经取得了令人满意的进展，中医药治疗肥胖症效果显著。同时，肥胖症患者更应重视"治未病"，做到"饮食有节、起居有常"。只有这样，才能有效预防和减少肥胖症及其并发症的发生。

（孟宪军）

参考文献

[1] NCD Risk Factor Collaboration. Trends in Adult Body-mass Index in 200 Countries from 1975 to 2014: a Pooled Analysis of 1698 Population-based Measurement Studies with 19. 2 Million Participants [J]. Lancet, 2016, 387: 1377-1396.

[2] PARMAR C D, MCCLUNEY S J, RODRIGUEZ N, et al. A Global Survey by the International Federation for the Surgery of Obesity and Metabolic Disorders (IFSO) on Perceptions of Bariatric Medical Tourism (BMT) by Health Professionals: Guidelines from IFSO for BMT [J]. Obesity Surgery, 2021, 31 (4): 1401-1410.

[3] ANSARI S, HABOUBI H, HABOUBI N. Adult Obesity Complications: Challenges and Clinical Impact [J]. Therapeutic Advances in Endocrinology and Metabolism, 2020, 11: 1-14.

[4] 谢汉兴, 唐霁, 莫灿婷, 等. 针灸治疗单纯性肥胖的研究状况及前景 [J]. 辽宁中医杂志, 2021, 48 (1): 217-220.

[5] 孙凯, 孟长海. 灸足太阴脾经配合推揉腹结穴治疗单纯性肥胖 30 例分析 [J]. 系统医学, 2020, 5 (5): 110-113.

[6] 苏凡, 张思, 蒋报文, 等. 江西省某高校大学生外卖行为对超重肥胖的影响 [J]. 中国学校卫生, 2021, 42 (1): 124-127.

第八节　手术治疗的适应人群，收益和风险？

（一）中国减重代谢治疗指南和专家共识

由前述章节我们可总结到，肥胖是一种随着全球现代化不断蔓延的流行病，肥胖和其合并症的发病率与死亡率也逐年增高，对全球经济造成沉重负担。目前，健康科普教育、生活方式干预和药物治疗常被用来帮助肥胖症患者减轻体重，但通常不足以实现有意义且可持续的结果。相较之下，符合条件并且选择了减重手术的仅为人群中的极少数。然而，在肥胖症的各种临床对策中，减重手术以减重和改善相关合并症的显著有效性和长期持续性脱颖而出。

减重手术已经跨越了 70 载。1952 年，来自瑞典的外科医生维克多·亨里克森（Viktor Henrikson）首次为一名 32 岁的肥胖女性进行了105cm 的小肠切除。另一个具有历史性意义的事件是 1967 年爱德华·梅森（Edward Mason）医生完成了首例胃部分切除手术。最终，布赫瓦尔德（Buchwald）和门（Varco）在 1978 年时正式界定了减重手术的含义，并使用了"bariatric surgery"（减重手术）这一名称，后国内称之为"BS"。

减重手术的历史演变也可以用术式的变迁进一步标记。术式按理论上的机制分为吸收不良型、限制摄入型和限制结合吸收不良型 3 种。近年来最常用的减重术式有 LSG、LRYGB、可调节胃束带术（adjustable gastric banding，AGB）和胆胰转流术（biliopancreatic diversion，BPD）等。其中，LSG 因不改变胃肠道生理结构，对手术后代谢和营养影响小等优点，在诞生的十余年后就迅速取代 LRYGB 成为目前最主流的术式，在全球范围占所有减重术式的 45.9%，在我国开展的减重手术中占 90% 以上。

为推动我国减重代谢外科事业的健康发展，在郑成竹等代谢外科专家的组织下，中国先后制定并发布了《中国肥胖病外科治疗指南（2007）》《中国糖尿病外科治疗专家指导意见（2010）》《手术治疗糖尿病专家共识》《中国肥胖和 2 型糖尿病外科治疗指南（2014）》等，这些指南为我国减重代谢外科事业的发展提供了重要依据。

2012 年，中国医师协会外科医师分会肥胖和糖尿病外科医师委员会（CSMBS）的成立推动了减重手术向规范化发展。CSMBS 不仅在全国范围内多次举办专业巡讲，同时还进行代谢外科专科医师培训、协助各省市减重中心的成立等工作。CSMBS 于 2014 年组织国内减重代谢外科及内分泌科专家共同制定了我国首个减重代谢外科指南——《中国肥胖和 2 型糖尿病外科治疗指南（2014）》。该指南参照美国 2013 版减重手术实践指南，同时根据我国国情进行了相应调整，简化结构、删减重复内容、增加了减重代谢疾病诊断与治疗流程图。该指南中对代谢综合征的适应证、禁忌证、术前评估、手术要点的规范、术后随访等均作了明确阐述。在该指南的指导和规范下，尤其在中华医学会外科学分会甲状腺及代谢外科学组成立后，我国的减重代谢外科取得了长足的发展，特别是全国各地相继建立了临床研究中心，并开展了多中心合作，不断积累翔实的多中心临床数据。我国减重手术已经由 2014 年的约 4000 例增长到每年 10 000 例以上，术式方面也与欧美等发达国家没有明显差异。

2019 年，CSMBS 组织专家对 2014 年版指南进行修订和更新。《中国肥胖及 2 型糖尿病外科治疗指南（2019 版）》除了参考西方国家指南及立场声明更新，更是采纳我国 2013—2018 年的临床数据及相关文献，在适应证和禁忌证、手术方式的合理选择、术前评估与准备、术后并发症及围手术期管理等方面进行阐述说明，以更好地适应减重代谢外科的发展，规范疾病的治疗，共同推进学科健康快速发展。

（许 昕 张 频）

（二）术前评估

1. 手术适应证及禁忌证

（1）手术适应证

与其他外科手术一样，减重手术需要严格把握手术指征，即适应证及禁忌证，才能使患者风险最小化且利益最大化。2019 版指南对于单纯性肥胖患者和合并 T2DM 的肥胖症患者分别进行阐述。

单纯肥胖患者手术适应证[●]：①BMI≥37.5，建议积极手术；37.5>BMI≥32.5，推荐手术；32.5>BMI≥27.5，经改变生活方式和内科治疗难以控制，且至少符合 2 项代谢综合征表现，或存在合并症，综合评估后可考虑手术。②男性腰围大于等于 90cm、女性腰围大于等于 85cm，参考影像学检查提示向心性肥胖，经多学科合作团队（MDT）广泛征询意见后可酌情提高手术推荐等级。③建议手术年龄为 16~65 岁。

T2DM 手术适应证：①仍存有一定的胰岛素分泌功能。②BMI≥32.5，建议积极手术；27.5≤BMI<32.5，推荐手术；25≤BMI<27.5，经改变生活方式和药物治疗难以控制血糖，且至少符合 2 项代谢综合征表现，或存在合并症，慎重开展手术。③对于 25.0≤BMI<27.5 的患者，男性腰围大于等于 90cm、女性腰围大于等于 85cm 及参考影像学检查提示向心性肥胖，经 MDT 广泛征询意见后可酌情提高手术推荐等级。④建议手术年龄

[●] a）代谢综合征组分包括高甘油三酯（空腹大于等于 1.70mmol/L），低高密度脂蛋白胆固醇（HDL-C，男性空腹小于 1.03mmol/L，女性空腹小于 1.29mmol/L），高血压（动脉收缩压大于等于 130mmHg 或动脉舒张压大于等于 85mmHg）。b）合并症包括糖代谢异常及胰岛素抵抗、阻塞性睡眠呼吸暂停低通气综合征、内分泌功能异常、高尿酸血症、男性性功能异常、多囊卵巢综合征、变形性关节炎、肾功能异常等，尤其是具有心血管风险因素或 T2DM 等慢性并发症。c）对 27.5≤BMI<32.5 的患者有一定疗效，但国内外缺少长期疗效的充分证据支持，建议慎重开展。d）双能 X 线吸收法测量脂肪含量与腹部脂肪及内脏脂肪分部相关，如脂肪含量显著升高提示向心性肥胖，或 MRI 对腹部内脏脂肪含量进行评估。

为 16~65 岁。对于年龄小于 16 岁的患者，须经营养科及发育儿科等 MDT 讨论，综合评估可行性及风险，充分告知及知情同意后谨慎开展，不建议广泛推广；对于年龄大于 65 岁患者应积极考虑其健康状况、合并疾病及治疗情况，行 MDT 讨论，充分评估心肺功能及手术耐受能力，知情同意后谨慎实施手术。

（2）手术禁忌证

①明确诊断为非肥胖型 T1DM。②以治疗 T2DM 为目的的患者胰岛 B 细胞功能已基本丧失。③对于 BMI<25.0 的患者，目前不推荐手术。④妊娠糖尿病及特殊类型糖尿病患者。⑤滥用药物或酒精成瘾或患有难以控制的精神障碍。⑥智力障碍或智力不成熟，行为不能自控者。⑦对手术预期不符合实际者。⑧不愿承担手术潜在并发症风险者。⑨不能配合术后饮食及生活习惯的改变，依从性差者。⑩全身状况差，难以耐受全身麻醉或手术者。

2. 术前管理

（1）术前评估

术前须对患者进行详细的评估，评估结果除了能作为疗效评价的参照外，也能为鉴别诊断和明确手术适应证提供依据。下表包括病史采集、常规体格检查、实验室检查、辅助检查和心理评估。通过与患者充分沟通，使其了解手术风险以建立合理的手术期望值。

体格检查：建议行全身体格检查，以全面仔细为佳。重点了解患者的脂肪分布（向心性、周围型，体脂肪率），身高，体重，BMI，腰围，臀围，腰臀比，皮肤改变（生长纹、局部菲薄、痤疮、黑棘皮病、多毛症、银屑病等），四肢肌力，肌张力，周围神经感觉有无减退。

糖尿病患者相关病史需获取以下信息：一方面确认有没有"三多一少"的症状，是否在正规医院被确诊为糖尿病，之后是否积极地进行了治疗。服用的是哪种口服药，具体剂量是多少。注射的胰岛素是哪一种，是长效还是短效的，是笔芯还是特充，具体注射多少剂量，注射的过程中有没有出现低血糖反应或高血糖反应。另一方面要询问有无糖尿病相关的急慢性并发症，女性患者要询问有没有外阴瘙痒及是否影响月经周期，男性患者需要询问有无性功能障碍等。

◆ 减重手术患者术前评估指标

术前检查项目	推荐	可选择
体格检查	√	—
糖尿病相关	√	—
心血管疾病相关	√	—
肥胖相关高危因素筛查	—	√
常规激素水平	—	√
性激素水平	—	√
术前营养评估	√	—
消化道及影像学检查	√	—
心理评估	—	√
多学科综合治疗协作组讨论	—	√

评估糖尿病相关情况的目的在于：①了解患者糖尿病病程，评估胰岛功能，排除手术禁忌；②为围手术期的降血糖治疗提供参考；③评估糖尿病相关血管神经并发症术后是否有所改善。

心血管疾病相关病史获取：有无高血压病史，有无心脑血管意外病史，目前用药情况及监测情况。肥胖相关高危因素筛查包括遗传因素、精神因素、内分泌因素、饮食因素、运动因素、生活作息因素等。常规激素水平和性激素水平可用于排除继发性肥胖。术前营养评估有助于了解患者的饮食习惯和营养状况，有大部分肥胖症患者出现不同程度的维生素 D 水平低下，可于围手术期进行相应的补充。其他常见的营养缺乏如蛋白质型营养不良、叶酸水平下降等，应根据不同的病因进行相应的营养素补充。消化道及影像学检查在筛查其他消化道疾病的同时，也为术中精准操作提供参考。

肥胖是生理、环境、心理三方面因素相互作用而产生的最后结果。专业的心理评估可以帮助我们探寻患者肥胖的成因，正确的心理干预有利于患者术后的身心康复。随着亚专业的进一步细化，多学科综合治疗协作组讨论诊疗模式在我国逐渐普及。当超级肥胖者选择减重手术时，应及时由麻醉科、心血管内科、呼吸内科、内分泌代谢科为核心的 MDT 进行常规术前讨论和评估，保证手术的安全和有效性。

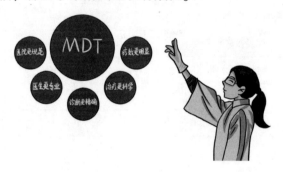

■ MDT 诊疗

（2）术前减重

许多选择减重手术的患者存在病态性肥胖问题，这些患者往往伴有非酒精性脂肪性肝炎。肝脏体积的增加会掩盖食管裂孔区，影响术中暴露，增加手术难度与风险。在准备行手术前，我们常采用极低热量饮食来减少肝脏体积和肝内脂肪。根据以往经验，2 周的极低热量饮食有降低手术难度和术后并发症的优点，超过这一时间段肝脏体积变化不大。为了减轻肌肉萎缩的程度，应同时坚持运动疗法。文献提出，坚持 16 周结构性运动计划和极低热量饮食每天 1350kcal 的受试者可有其他获益。

（3）管理血糖

参考《中国 2 型糖尿病防治指南（2017 年版）》并联合内分泌科医师共同制订血糖控制方案。随着极低热量饮食和运动疗法的应用，胰岛素应用剂量也应减小。有人建议基础餐时胰岛素剂量分别减少 30% 和 50%。也有人建议总胰岛素剂量减少一半。因此，总胰岛素剂量减少量可能大于等于 50%。不过这一点可能存在患者差异，例如，在使用二甲双胍和低剂量胰岛素管理良好的患者中可以停止胰岛素注射，而其他具有严重胰岛素抵抗的患者可能需要较少的胰岛素减量。

一般而言，不会显著增加低血糖风险的口服降糖药（如二甲双胍）可以继续应用。由于存在一定的低血糖风险，不建议持续应用长效磺脲类降糖药；而短效磺脲类药物相较合适。另外，监测血糖水平对胰岛素依赖且坚持极低热量饮食和运动疗法的患者十分重要，能避免或是减少低血糖风险导致的严重后果。术前阶段，患者和临床医生应做好积极沟通，因为医生可能基于血糖水平调整药物治疗方案。

血糖的控制还应注意几点：①对于合并 T2DM 的肥胖患者，应监测空腹、餐前、餐后 2h、睡前血糖，在内分泌科医师指导下给予口服药物或胰岛素控制血糖。②建议术前 24h 停用格列酮类、格列奈类和二肽基肽酶 4（DDP-4）抑制剂。③术前血糖控制标准遵循外科手术指南。

（4）怎样科学管理血压？

对于合并高血压的患者，应动态监测血压，并参考相关指南调整降压药物用量。围手术期高血压病控制的基本原则为保证重要脏器灌注、降低心脏后负荷、维护心脏功能。术前使用 β 受体或钙通道阻滞剂的患者仍可正常使用，但不建议使用血管紧张素转换酶抑制剂及血管紧张素受体阻滞剂。重度（血压不低于 180/110mmHg）高血压病患者不建议在术前数小时内行紧急降压治疗，否则易导致重要器官缺血及不能耐受的药物不良反应。轻、中度（血压低于 180/110mmHg）高血压病患者原则上可施行手术，并在围手术期使用静脉降压药物。即刻目标为 30~60min 舒张压降至 110mmHg 或降低 10%~15%，需注意舒张压降幅应不高于 25%。患者耐受情况下，在随后 2~6h 将血压降低至 160/100mmHg，这是维持组织脏器基本灌注的最低血压水平。

（5）血脂管理

术前合并血脂异常的患者，应监测血脂水平，并参考相关指南对高脂血症予以治疗。术前使用 β 受体阻滞剂的缺血性心脏病患者应保持常规剂量用药，以保证手术当日和围手术期全程减轻心动过速和心肌缺血。使用他汀类药物的患者应在围手术期持续服药。对于大多数服用阿司匹林进行心血管疾病一级或二级预防或经皮冠状动脉介入治疗术后服用双联抗血小板药物的患者，需在减重手术前 5~7 天停药并采用低分子肝素皮下注射替代。患者度过术后出血危险期后可继续服用阿司匹林。长期服用可乐定的患者需持续服用，以避免因突然停药导致发生反跳性高血压病。

（6）阻塞性睡眠呼吸暂停低通气综合征管理

采用 STOP-Bang 量表筛查合并 OSA 的患者并通过血气分析、睡眠呼吸监测检查了解患者 OSA 程度。建议参考相关指南监测血气变化，夜间可予以呼吸机改善供氧。

（7）其他注意事项

①术前戒烟。②推荐对所有患者术前采取预防深静脉血栓措施，具体参考深静脉血栓形成的诊断和治疗指南。

（许 听 张 频）

参考文献

［1］中国医师协会外科医师分会肥胖和糖尿病外科医师委员会. 中国肥胖和 2 型糖尿病外科治疗指南（2014）［J］. 中国实用外科杂志，2014，34（11）：1005-1010.

［2］中华医学会外科学分会甲状腺及代谢外科学组，中国医师协会外科医师分会肥胖

和糖尿病外科医师委员会. 中国肥胖及 2 型糖尿病外科治疗指南（2019 版）[J]. 中国实用外科杂志, 2019, 39（4）: 301-306.

[3] 刘金钢. 中国肥胖及 2 型糖尿病手术治疗的现状与未来 [J]. 中国糖尿病杂志, 2015, 23（9）: 773-775.

[4] 刘金钢. 中国减重代谢外科的现状与变迁 [J]. 中华胃肠外科杂志, 2017, 20（4）: 378-382.

（三）减重术后可能的风险

减重手术作为治疗肥胖唯一可能长期有效的方式，其在控制代谢性疾病方面也发挥着不可替代的作用。然而，术后风险依旧是病友们普遍担心的一个问题。经过半个多世纪的发展，各种手术方式不断出现，目前 LSG 和 LRYGB 是开展最多的两种术式，因良好的安全性和有效性，这两种术式受到国内外专家广泛认可。下面基于以上两种主流手术方式，简述减重术后可能存在的风险。

1. 出血

术后出血是减重手术常见并发症之一，其在 LSG 中发生率为 0.5%~4.4%。早期出血（3 天内）主要发生在残胃切缘，亦可出现在网膜切缘、脾上极胃短血管等处，少数可出现在穿刺孔处及胃腔内。出血原因与高血压、糖尿病、肝功能不全、应用抗凝药、吸烟、饮酒、术前评估不足及术中操作不当等众多因素相关。晚期出血（30 天后）极为罕见，可能由吻合口溃疡侵蚀引起，应避免使用产生溃疡的药物，如非甾体抗炎药、类固醇等。

2. 胃瘘

吻合口瘘的发生是多种因素综合作用的结果，全身因素包括患者年龄、血红蛋白水平、血糖水平、营养状况等。胃瘘是 LSG 的常见并发症之一，发生率在 0~8%。在 89.9% 的胃瘘患者中，瘘口位于残胃切缘的近端

1/3处。大部分胃瘘为早发型，其发生的原因主要有切缘闭合不良、组织缺血等。LRYGB术后的瘘多发生在胃肠吻合口及胃小囊切缘（同LSG），而小肠吻合口瘘的危险性更高。术后24~48h内发生的瘘与手术操作有关，如吻合口张力过高、血供不足等。5~10天后出现的迟发瘘则与吻合口缺血、愈合不良密切相关。

3. 胃狭窄、吻合口狭窄

LSG后胃狭窄常发生在胃角处，可能与缝合过紧、局部水肿、切缘瘢痕愈合有关。行LRYGB的患者有0.7%~4%发生吻合口狭窄，可能与吻合口水肿、溃疡或瘘愈合后形成瘢痕、吻合口过小、大网膜及横结肠过度牵拉系膜相关。狭窄可以分为两类：功能性狭窄（胃镜可通过）和机械性狭窄（胃镜不能或很难通过）。常见的症状为恶心、呕吐、上腹痛和反流。治疗可予禁食、补液处理，若因愈合瘢痕引起的永久性狭窄可行球囊扩张治疗。

4. 胃溃疡、吻合口溃疡

LSG后胃溃疡也称边缘性溃疡，因无须重建消化道，故术后溃疡发生率较低。LRYGB术后引发溃疡的高危因素包括幽门螺杆菌感染、胃酸过多、胆汁反流、局部缺血、吸烟、饮酒及合并糖尿病等。

5. 穿孔

在术中为了消化道塑形和引导手术，需经口插入探条（bougie）管，故有少数患者会发生消化道穿孔。胃部穿孔术中易被发现，且易于修补或切除；食道穿孔往往较为隐匿，建议有经验的医师进行Bougie管插入操作。

6. 感染

切口感染的原因既有患者的个体因素，也可能源于医生的不规范操作及术后护理不当等。肺部感染是外科术后的常见并发症。术后发生肺部感染会延长住院时间，增加住院费用，甚至发展成呼吸衰竭，进而导致患者死亡。尿潴留程度越严重、导尿管留置时间越长，尿路感染发生率越高。瘘及其残余感染可引起腹腔感染，腹腔感染对围手术期结局、住院时间和再入院率都有影响。

7. 恶心和呕吐

恶心和呕吐是所有涉及胃肠道手术的预期并发症。这种并发症在减重手术中尤为明显，而 LSG 后出现的频率更高，主要是胃容积的急剧减少导致，当然也可能是麻醉导致的不良反应。

8. 胃食管反流病

《国际袖状胃切除术专家组共识》指出，胃食管反流病（gastroesophageal reflux disease, GERD）是 LSG 的主要并发症之一。针对肥胖患者实施 LSG 后出现 GERD 症状或原有症状加重的可能机制包括 4 点：①LSG 后胃的解剖结构变狭长而导致胃腔内压力上升；②手术所致胃食管连接部狭窄或胃扭转；③实施保留胃底术式时，未能诊断和治疗的食管裂孔疝；④胃窦减少等因素引起的胃排空障碍。

9. 倾倒综合征

LRYGB 术后易出现倾倒综合征与失去幽门调节功能相关，临床表现为进食后心动过速、恶心、头晕甚至晕厥等。据统计，术后出现不同程度的倾倒综合征患者多数无须治疗。

10. 粘连性肠梗阻

粘连性肠梗阻主要是手术造成的腹部损伤与炎性因子相互作用的结果，手术损伤破坏了腹膜间皮细胞，造成纤维蛋白原的释放和溶解失衡，纤维蛋白不能及时降解而沉积在腹膜和脏器间导致粘连的形成。若粘连造成肠管扭折成角，或粘连系带压迫肠管，阻碍了肠内容物的通过，就会引发一系列的临床症状，如腹痛、呕吐、腹胀、肛门停止排气排便等。

11. 胆囊结石

减重手术会增加患者术后新发胆囊结石的风险，可能是由于体重下降过快或术后患者的胆固醇与胆汁酸浓度比例进一步升高，导致胆囊内胆固醇晶体析出，增加胆固醇结石风险。

12. 胃石

胃石是无法消化的食物积聚在胃肠道中形成的异物，最常见的成分是植物纤维。LSG 后幽门功能减弱及胃酸分泌减少为胃石的形成提供了条件。胃石很容易进入小肠，可能引起肠梗阻。对于减重术后数月或数年新发的持续恶心、呕吐等应警惕胃石的存在。

13. 静脉血栓

减重术后静脉血栓栓塞症的危险因素包括既往血栓栓塞史、高 BMI、高龄、静脉淤滞、长期卧床、高凝状态、激素治疗、睡眠呼吸暂停低通气综合征、肺动脉高压、手术时间长、男性、开放手术等。

14. 营养代谢紊乱

减重术后人体的必需营养物质及微量元素可能也相对缺乏。①食物中的蛋白质主要在空肠中段被吸收，部分减重手术（LSG 除外）都绕过这段肠管，因此容易造成蛋白质吸收不良。②约 1/3 的减重术后患者会发生营养性缺铁，进而导致缺铁性贫血。③减重术后钙和维生素 D 缺乏可能导致骨质疏松。人体中钙和维生素 D 的主要吸收部位在十二指肠、空肠及回肠，一部分减重手术因改变了胃肠道的结构会影响其吸收。④其他脂溶性维生素的缺乏在减重术后也较为常见，且 LRYGB 的发生率高于 LSG。⑤锌缺乏的主要临床表现是免疫功能低下、味觉迟钝、肠病性肢皮炎等。脱发在减重手术后多见，推测这可能与蛋白摄入不足及铁、锌缺乏相关。

（汤黎明）

参考文献

［1］张鹏，张忠涛. 中国减重代谢外科主流手术方式的科学评价［J］. 中华消化外科杂志，2020，19（11）：1145-1150.

［2］朱孝成，姚立彬. 腹腔镜胃袖状切除术后出血的预防策略［J］. 临床外科杂志，2020，28（9）：814-816.

［3］GUPTA A，SHAH M M，KALASKAR S N，et al. Late Postoperative Bleeding after Roux-en-Y Gastric Bypass：Management and Review of Literature［J］. BMJ Case Reports，2018，11（1）：e226271.

［4］于一凡，王勇，刘金钢. 减重手术 228 例术后并发症分析［J］. 中国实用外科杂志，2015，35（5）：552-554.

［5］梁辉. 减重代谢手术围手术期管理的几个关键问题［J］. 中国实用外科杂志，2019，39（4）：321-325.

［6］王勇，王存川，朱晒红，等. 中国肥胖及 2 型糖尿病外科治疗指南（2019 版）［J］. 中国实用外科杂志，2019，39（4）：301-306.

［7］张鹏，赵莹，田沛荣，等. 京津冀晋地区减重与代谢外科围手术期静脉血栓栓塞症防治现状调查分析［J］. 中国实用外科杂志，2021，41（3）：320-325.

（四）围手术期处理

肥胖患者除体重超标外，还具有许多并发症（如高血压、高血脂等），增加了手术风险，因此减重手术的围手术期管理至关重要。笔者将以术前、术中、术后管理的顺序简述减重手术的围手术期管理。

1. 术前管理

在进行手术前应对患者进行详细、全面的术前评估，除了作为疗效评价的参照外，也为鉴别诊断和明确手术适应证提供依据。单纯性肥胖症患者事前评估的内容包括体格检查（身高、体重、BMI、腰围、臀围等），糖尿病相关指标，心血管疾病相关指标，肥胖相关高危因素，常规激素，性激素，营养评估，消化道及影像学检查，心理评估，必要时需要组织 MDT 讨论确定诊疗方案。

对于合并 T2DM 的肥胖患者，需监测空腹、餐前、餐后 2h、睡前血糖，经多学科会诊在专科医师的指导下给予口服药物或胰岛素控制血糖。同时，对于长期自行口服降糖药物的患者，建议术前 24h 停用格列酮类、格列奈类和 DDP-4 抑制剂，胰岛素剂量建议降至 1/2。

肥胖患者有很大概率患有脂肪肝，肝内脂肪过剩会导致肝脏体积的增加，这无疑会增加手术难度。因此，术前可应用极低卡路里饮食法降低患者肝脏大小，这不仅可以降低手术难度，也可以减少术后并发症。

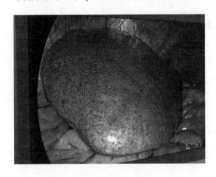

■ 脂肪肝

合并高血压的患者，应于术前动态监测血压，继续服用降压药物，避免戒断综合征。患者血压在 160/100mmHg 以下可不必做特殊准备。血压过高者（大于 180/110mmHg）术前应选用合适的降压药物，使血压稳定在一定水平，但不要求降至正常后才做手术。

由 OSAS 引起的病理生理变化会增加心脑血管及肺部合并症的风险。术前应常规在睡前进行多导睡眠呼吸监测，判断即将进行手术的患者是否合并有 OSAS。根据监测结果及血氧饱和度等指标，决定患者术前是否需要持续气道正压处理。

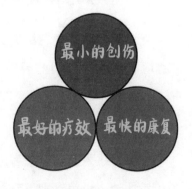

最小的创伤
最好的疗效　最快的康复

■ 加速康复外科

根据加速康复外科（enhanced recovery after surgery，ERAS）的理念，术前应常规嘱

患者戒烟。吸烟对呼吸系统、心血管系统、术后疼痛、伤口愈合均会造成不良影响。目前对术前戒烟时间的研究各学者众说纷纭，从术前最短24h到最长8周都有，4周戒烟时间可能是围手术期戒烟管理的最低要求，以达到减轻手术应激反应，减少术后并发症，缩短住院时间，降低在院死亡率的目的。

2. 术中管理

单纯肥胖或合并T2DM的肥胖患者常发生压疮和神经损伤，故应特别注意肥胖患者的体位并保护重点部位皮肤，特别是合并有T2DM的患者，因其血糖异常会导致伤口愈合迟缓。

肥胖患者尤其是合并OSA患者，上呼吸道塌陷存在气道插管困难风险，应做好处理困难气道的准备，随时应对紧急情况。建议配备合适的手术室用品、大号血压袖带、紧急气道抢救车、长穿刺针、超声设备等。术中根据外科手术及麻醉要求，共同维持循环稳定。

肥胖患者拔管后发生气道阻塞的危险性显著增加。建议由有经验的麻醉科或重症监护科医师进行拔管。患者在符合以下标准时，可于手术结束后在手术室或恢复时拔出气管导管，不必带管返回ICU病房。BMI在44以下，手术前伴有轻度以下OSA，未合并心血管系统疾病，手术总时长低于3h，手术完成后呼吸正常，其他指标如潮气容积在300ml以上、呼气末二氧化碳分压在45mmHg以下、血氧饱和度在95%以上。

因手术操作及麻醉干预等因素，肥胖患者术中、术后深静脉血栓形成的风险明显增高，血栓脱落又可引起肺动脉栓塞。深静脉血栓形成与肺动脉栓塞统称为静脉血栓栓塞症，是同种疾病在不同阶段的表现形式。严重的下肢深静脉血栓形成，患者可出现股青肿，是下肢深静脉血栓形成中最严重的情况。临床表现为下肢极度肿胀、皮肤发亮呈青紫色、皮温低伴有水疱、足背动脉搏动消失、全身反应强烈、体温升高。若不及时处理，可发生休克和静脉性坏疽。当术中怀疑患者深静脉血栓形成时，可根据血液及影像学检查确诊，及时采取有效措施。深静脉血栓形成早期可应用普通肝素、低分子肝素、维生素 K 拮抗剂和新型口服抗凝剂进行抗凝治疗；也可应用溶栓剂进行溶栓治疗；亦可进行手术取栓。

3. 术后管理

经过减重手术后，胰岛素敏感性和分泌均得到改善，血糖水平大幅下降甚至早于体重下降后。但同时，术后一年低血糖的发生率也会增高，经过术后血糖的大幅下降，降糖药物的种类和剂量均应减少。为了指导糖尿病治疗，需要在术后 3 个月间断性进行糖化血红蛋白检测，以了解糖尿病改善程度。术后血糖遵循标准的糖尿病指南进行管理。术后血糖控制不良的高血糖患者应由内分泌科医师进行用药指导。

对于术前合并高血压的患者，术后早期应避免使用利尿剂。术后长期降压治疗应遵循现行的临床指导原则，建议尽可能避免使用已知对体重不利的降压药物。对于血压已控制的患者，应遵循筛查相关指南的推荐进行定期监测。合并 OSA 肥胖患者术后建议继续进行持续气道正压或双水平气道正压治疗，在耳鼻喉科或呼吸科医师指导下调整持续气道正压、双水平气道正压用量或重新进行睡眠呼吸监测。

胃肠手术术后，胃肠蠕动减弱，尤其胃部蠕动恢复较慢，术后第 1 天建议开始小口、少量饮水，第 2 天起酌情给予清流食。之后，给予低糖、低脂、无咖啡因半流质和软质食物，逐步添加固体食物，直至恢复正常进食。每日应摄入足够水分，建议至少 2000ml。每日需摄入足够蛋白量，建议每天 60～80g。此外，每

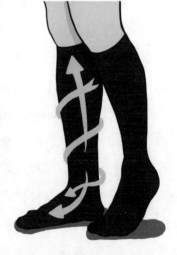

■ 弹力袜

天应针对性补充蛋白质最多 1.5g/kg 理想体重。而对于行 LBPD/DS 的患者，术后应在此基础上增加 30% 蛋白质摄入量。通过营养科医师评估，以口服咀嚼或液体形式给患者补充维生素和铁钙等矿物质及微量元素，避免出现维生素缺乏导致的韦尼克脑病、中长期贫血及低钙和骨质疏松等并发症。定期随访监测微量元素水平，尽量减少碳水化合物与脂肪的摄入。

术后采用注射低分子肝素、穿戴弹力袜或其他持续性压迫装置等措施预防血栓，并建议术后早期下床活动。推荐从术后恢复期即进行日常运动锻炼，鼓励每周 300min（至少 150min）有氧运动，以及每周 2~3 次力量训练。

（王　勇）

参考文献

[1] 王勇，王存川，朱晒红，张频，梁辉. 中国肥胖及 2 型糖尿病外科治疗指南（2019 版）[J]. 中国实用外科杂志，2019，39（4）：301-306.

[2] KHENISER K G, KASHYAP S R. Diabetes Management before, during, and after Bariatric and Metabolic Surgery [J]. Journal of Diabetes and Its Complications, 2018, 32 (9)：870-875.

[3] RAAFF D C A L, GORTERSTAM M A W, VRIES N D, et al. Perioperative Management of Obstructive Sleep Apnea in Bariatric Surgery：a Consensus Guideline [J]. Surgery for obesity and related diseases：official journal of the American Society for Bariatric Surgery, 2017, 13 (7)：1095-1109.

[4] 梁辉，林士波. 围手术期外科之家在减重代谢外科的应用 [J]. 中国实用外科杂志，2021，41（2）：157-159.

（五）手术术式

伴随我国经济高速发展和生活水平的提高，肥胖及一系列代谢相关疾病日渐成为困扰国人健康的重大问题。部分患者经传统内科治疗仍难以有效控制症状，生活质量严重下降，这使得采取外科手段治疗成为迫切需要。

减重手术从 20 世纪 50 年代发展至今，多种不同术式都曾占据过主导地位。在中华医学会外科学分会甲状腺及代谢外科学术组织外科同仁的不懈钻研下，将减重手术与我国国人健康状况相结合，已总结出适合我国国人的手术指南。减重手术根据机制可分为 3 种类型，即吸收不良型手术、限制型手术和限制结合吸收不良型手术。以下，笔者将根据指南简要介绍在我国占据主导地位的手术术式及创新术式。

1. LSG

LSG 为限制型手术，作为胆胰十二指肠转流术的一部分于 1988 年首次实施，最初仅作为部分复杂超级肥胖患者的第一阶段手术，经过长期临床研究与疗效比较，目前已经成为我国减重手术主导术式。其手术操作主要流程大致为：完全游离胃底和胃大弯，应用 32~36Fr Bougie 管作为胃内支撑，距幽门 2~6cm 处作为胃大弯切割起点，向上切割，完全切除胃底和胃大弯，完整保留贲门后，加固缝合切缘，并将网膜缝合在袖状胃上，防止胃扭转。术中注意充分游离大网膜，暴露胃底，将其完整切除。

LSG 具有不改变消化道生理结构的优点，且技术要求低于以往占据主导地位的其他术式，操作简单；不需要有潜在风险的植入物；术后并发症少；术后微量元素、脂溶性维生素和药物吸收不良风险较其他减重术式低。且最新研究表明，LSG 改善代谢的机制不仅是缩小胃容积。现代医学观点认为，胃肠道是人体第二大内分泌器官，LSG 切除了大部分胃和部分迷走神经，对患者的摄食行为、食物的选择、血糖调节、血脂调节、胃肠道激素分泌都起到了调节作用，因此 LSG 又是一种内分泌手术，可以通过对胃肠道内分泌的调节而发挥它的代谢效应，对肥胖患者的糖代谢及其他代谢指标改善程度较好。

该术式适用于单纯性肥胖、低 BMI（27.5≤BMI<32.5）、儿童及青少年，或肥胖合并多囊卵巢综合征、合并呼吸睡眠暂停综合征等轻症患者。

对于超级肥胖或病情较重的患者，可先一期行 LSG，待体重下降、症状缓解后，视具体病情再评估是否行二期手术。女性患者，特别是育龄女性，由于有生育需求，选择手术方式必须考虑术后影响，尽量减少营养不良发生的可能，对于这类患者建议选择 LSG。减重手术后摄食和/或吸收减少，可导致营养不良，术后患者可出现多种维生素、蛋白质、矿物质等营养素和电解质缺乏，尤其是维生素 D、叶酸、维生素 B_{12}、铁的缺乏。而对于有胃癌家族史的患者，或自身有萎缩性胃炎、慢性溃疡及幽门螺杆菌感染等癌前病变的患者，由于 LRYGB 残留的大胃囊无法行胃镜检查，增加早期胃癌发现的难度，建议行 LSG。

2. LRYGB

此术式为限制结合吸收不良型手术，除减重效果显著外，可明显改善糖代谢及其他代谢指标，一直被视为减重与治疗 2 型糖尿病的"金标准"术式。虽然近年来 LRYGB 开展的比例有所下降，但仍是治疗 BMI 较大、合并中重度反流性食管炎或代谢综合征严重的肥胖患者或超级肥胖患者的第一选择。

LRYGB 本质上是对 Billroth Ⅱ 式吻合手术的改良术式，其手术操作主要流程为在贲门下方建立容积为 15~30ml 的胃小囊，旷置全部胃底；食物支与胆胰支长度之和大于 200cm（可根据患者 BMI、T2DM 发病程度及具体情况调整）；建议胃空肠吻合口直径小于 1.5cm，关闭系膜裂孔和彼德森（Petersen）间隙，防止术后发生内疝。手术操作的要点在于小胃囊的建立，有研究表明术后复胖与小胃囊的扩张有关。还有学者提出进一步缩小小胃囊体积，以期术后更好地减重及降糖。

LRYGB 对于 T2DM 缓解率较高，可能与其改变胃肠道激素分泌和十二指肠旷置对胰岛细胞功能的影响有关。最新研究表明，其减重和改善代谢的机制包括提高胰岛素敏感性、调节胃肠激素如酪酪肽和胰高血糖素样肽-1、改变胆汁酸合成和分泌、调节肠道微生物等。

3. 胆胰转流十二指肠转位术

胆胰转流十二指肠转位术（biliopancreatic diversion with duodenal switch，BPD-DS）是吸收不良型手术，在减重和代谢指标控制方面优于其他术式，但操作相对复杂，且随着共同肠道长度缩短，发生营养缺乏的风险增加，并发症发生率及病死率均高于其他术式。其主要操作流程为先行LSG，袖状胃容积为 100~200ml，保留胃幽门并在十二指肠上段将其横断，在距离回盲瓣约 250cm 处将小肠横断。十二指肠横断远端以吻合器闭合，十二指肠横断近端与小肠远端吻合，将小肠横断近端与回肠在距离回盲瓣 50~100cm 处进行吻合。

BPD-DS 主要用于能保证术后维生素和营养素补充前提下的超级肥胖患者（BMI>50）、肥胖合并严重代谢综合征患者或病史较长的 T2DM 患者。与 LRYGB 相比，BPD-DS 的优势在于保留幽门，降低了术后反流、吻合口狭窄、倾倒综合征的发生率。虽然 BPD-DS 对治疗超级肥胖患者具有良好的减重效果，还可减少术后切口疝等并发症的发生，但相比 LRYGB 和 LSG 等术式，其手术操作复杂，术后营养并发症较多，加之术后需要严格监控营养代谢情况，因此采用 BPD 或 BPD-DS 术式的患者仍占少数。

4. 袖状胃加空肠转流术

袖状胃加空肠转流术（sleeve gastrectomy with jejunal bypass，SG-JJB）在 SG 的基础上，再进行一段空肠的旷置。有研究表明，将 SG-JJB 与 LRYGB 进行对比，两组患者术后 1 年、3 年糖尿病完全缓解率相似。术后 1 年 LRYGB 较 SG-JJB 血细胞比容、血钙显著降低。在 LSG 基础上产生的 LSG 附加手术在具有良好的疗效的同时又兼顾胃镜检查的可能，这对有胃癌家族史的患者尤为重要，正因如此，LSG 附加手术将来可能成为主流术式。

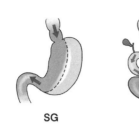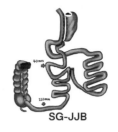

SG   LSG   SG-JJB

■ 主流术式

（王　勇）

参考文献

［1］王勇，王存川，朱晒红，等. 中国肥胖及 2 型糖尿病外科治疗指南（2019 版）［J］. 中国实用外科杂志，2019，39（4）：301-306.

［2］SEPÚLVEDA M, ALAMO M, PREISS Y, et al. Metabolic Surgery Comparing Sleeve Gastrectomy with Jejunal Bypass and Roux-en-Y Gastric Bypass in Type 2 Diabetic Patients after 3 Years ［J］. Obesity Surgery, 2018, 28（11）：3466-3473.

［3］吴安健，金露佳，董光龙，等. 袖状胃切除附加手术：肥胖与糖尿病治疗的新选择 ［J］. 中国普通外科杂志，2019，28（10）：1288-1296.

（六）手术疗效

减重手术是治疗病态肥胖最有效且最持久的方法。评估术后体重变化的指标包括体重下降百分比 ［（术前体重-术后体重）／术前体重×100%］、ΔBMI（术后 BMI-术前 BMI）和超出体重下降百分比 ［（术前体重-术后体重）／（术前体重-理想体重）×100%］，其中理想体重为 BMI 为 25 时的体重。

减重手术包括多种手术方式，来自随机对照研究和观察性研究的证据表明，尽管不同手术方式减重效果存在差异，但是，无论接受何种手术方式，减重手术都比现有的治疗肥胖的最佳非手术干预措施产生更显著的长期减重效果。

随机对照研究表明，LRYGB 和 LSG 的减重效果相似，且这两种手术方式的减重效果优于胃束带手术。康（Kang）等人对 6 项随机对照研究的 Meta 分析表明，LRYGB 与 LSG 相比，BMI 的减少没有显著差异，这一结论得到了随后 2 项为期 5 年的随机对照研究的支持。然而，观察性研究则显示 LRYGB 比 LSG 具有更显著的减重效果。

PCORnet 研究比较了来自美国 41 个医疗系统的 32 208 名行 LRYGB 的患者、29 693 名行 LSG 的患者和 3192 名胃束带手术的患者的减重效果，结果显示，LRYGB 术后 5 年的体重下降百分比为 25.5%，LSG 为 18.8%，胃束带术后为 11.7%。持久的减重效果是减重手术被广泛接受的关键。奥布里恩（Obrien）等基于长达 10 年随访的研究进行荟萃分析，其中，14 项针对 LRYGB 的研究共包含 9386 名患者，结果表明，LRYGB 后 10 年体重下降百分比为 60%。

此外，无论选择哪种手术方式，一部分患者会随着时间的推移出现复胖，这种情况多数从术后 2 年开始。一项研究表明，在术后 4 年随访时，2.5% 行 LRYGB 的患者、14.6% 行 LSG 的患者和 30.5% 行胃束带术的患者会出现复胖；这项研究还表明，在 10 年随访时，只有 4.4% 行 LRYGB 的患者出现复胖。

减重术除了显著改善肥胖外，对肥胖相关代谢性疾病也有改善作用。代谢外科最重要的进展之一是发表了关于其对 T2DM 预后影响的高质量研究，这些研究纳入了 BMI 25~53 合并轻度到重度的 T2DM 患者，大部分研究中纳入患者 BMI 小于 35。这些研究表明，在血糖控制和 T2DM 缓解方面，手术治疗的结果比药物治疗更好。

越来越多的证据表明，减重术可以降低 T2DM 患者微血管和大血管并发症的风险。一项纳入 17 532 名患者的荟萃分析表明，与药物治疗 T2DM 相比，减重手术具有更低的微血管并发症发生率。另一项纳入了 29 026 名随访至少 5 年的患者的荟萃分析表明，与药物治疗 T2DM 相比，减重术具有更低的大血管并发症发生率和更低的死亡率。

血脂异常包括以下任何一项或全部：高低密度脂蛋白胆固醇血症、高甘油三酯血症和低高密度脂蛋白胆固醇血症。研究表明，减重术与血脂异常的短期改善有关。在一项针对 1738 名行 LRYGB 和 610 名行胃束带手术的患者进行的长期队列研究中，与基线相比，LRYGB 术后 7 年的血脂异常患病率降低；胃束带手术后 7 年的血脂异常患病率也是降低的。一项比较减重术与最佳药物治疗的随机对照研究表明，术后 5 年的数据显示，LRYGB 组和 LSG 组的甘油三酯水平分别下降了 40% 和 29%，但药物治疗组只下降了 8%。

在接受减重术的严重肥胖成人中有 68% 患有高血压，术后 1 年内高血压缓解率达 43%~83%。减重术导致的体重减轻可以显著改善 OSA。一项荟萃分析表明，减重术显著改善了日间嗜睡并降低了基于呼吸暂停低通气指数测量的 OSA 的严重程度。

综上所述，减重手术不仅是治疗病态肥胖最有效且最持久的方法，同时也可以改善肥胖相关疾病，诸如 T2DM、高脂血症、高血压病及 OSA 等疾病。

（朱立勇）

参考文献

［1］ARTERBURN D E, TELEM D A, KUSHNER R F, et al. Benefits and Risks of Bariatric Surgery in Adults: a Review ［J］. JAMA, 2020, 324: 879-887.

［2］BILLETER A T, SCHEURLEN K M, PROBST P, et al. Meta-analysis of Metabolic Surgery Versus Medical Treatment for Microvascular Complications in Patients with Type 2 Diabetes Mellitus ［J］. The British journal of Surgery, 2018, 105: 168-181.

［3］WONG A M, BARNES H N, JOOSTEN S A, et al. The Effect of Surgical Weight Loss on Obstructive Sleep Apnoea: A Systematic Review and Meta-analysis [J]. Sleep Medicine Reviews, 2018, 42: 85-99.

（七）肥胖的个体化综合治疗

减重手术作为中重度肥胖唯一长期有效的医学手段，在肥胖流行日益严重的背景下，已成为肥胖治疗不可或缺的重要组成部分。减重手术减重效果持久，对于 T2DM 等合并症也具有良好的缓解效果；但是减重手术在治疗中重度肥胖的同时，也存在一些问题。对于一些肥胖患者，由于肥胖时间久、肥胖程度重，常常存在较为严重的合并症，如肥胖低通气综合征、重度 OSA、心功能衰竭、严重糖脂代谢异常、肝肾功能的异常，病情常复杂，手术风险高，术前评估与术前处理较为复杂。此外，减重手术虽然减重效果显著，但也存在短期手术并发症、中远期营养缺乏及体重反弹的风险。而上述问题往往超出减重代谢外科等单一学科的能力范畴，所以在减重手术领域，也往往采取肥胖的多学科协作组诊疗模式，对肥胖个体进行个体化的综合治疗，以实现减重手术的安全进行及最优的术后效果。

肥胖症 MDT 诊疗根据患者就医阶段，可以分为围手术期的多学科综合治疗与术后个体化综合治疗与管理。前者主要集中在院内治疗，核心目的在于保证患者围手术期最优的安全性，使减重手术安全可控施行；后者主要集中于院外治疗，其核心目的在于维持患者院外健康管理，从而实现患者术后最少并发症与最优减重效果。

如前所述，减重手术肥胖患者多合并多系统器官障碍，大大增加减重手术风险及围手术期处理难度，因此对患者进行全身多系统的评估是肥胖综合诊疗的重要环节。针对减重手术肥胖患者的复杂病情，多学科综合治疗模式可以有效发挥各学科优势，实现患者的最大受益。减重手术围手术期多学科综合治疗团队主要以减重代谢外科医生、内分泌医生、临床营养师及精神心理科医师为主体，往往还包含麻醉科、呼吸内科、ICU、心内科、儿科、骨科、妇产科等其他专科医师，从而多方面评估患者手术指征与手术风险，建立术前处理策略及危机情况预警。围手术期多学科综合治疗的核心是以患者为中心，结合患者手术目的与个人意愿、身体状况、当地医疗资源等因素，从多维度提高减重手术治疗肥胖症及相关疾病的安全性与有效性。北京协和医院于健春教授等专家在 2008 年起即倡导减重手术多学科综合诊疗，并在这方面积累了丰富的经验。2018 年北京协和医院减重多学科协作组及中华医学会肠外肠内营养学分会营养与代谢协作组组织编写的《减重手术的营养与多学科管理专家共识》是我国减重手术多学科管理的首部共识。上述共识从术前饮食管理、手术指征评价、呼吸麻醉、合并症处理与并发症预防、进行了详细的讲述。

术后个体化综合治疗与管理的核心目的在于协助患者建立术后良好的饮食习惯、预防或处理术后不适症状、完成定期健康检测，从而有效减少患者术后并发症并维持长期疗效。术后个体化综合治疗与管理实施的主要团队成员包括个案管理师、临床营养师及减重外科医师。国内多数减重代谢外科中心也都建立了较为独立的减重手术患者院外管理体系。

院外管理体系通常进行下述三项工作：一是术后早期饮食生活习惯的调整，二是术后常见问题的咨询与指导，三是随访计划的制订与实施。减重手术是以减轻体重、改善肥胖合并症为目的的一类胃肠道手术，目前开展的主要手术方式包括 LSG 及 LRYGB。相关手术多存在胃肠道的重塑，胃容积的减小往往是发挥减重效果的关键一环，因此术后患者需要建立新的饮食计划。同时患者也常存在营养吸收的降低，特别是维生素及微量元素，因此术后患者也需要建立新的维生素及微量元素补充计划。这都需要减重手术综合治疗团队进行大量院外管理工作，包括术后饮食计划的制订与监督、术后营养指导、运动处方制订及生活习惯指导等。同时患者术后早期消化系统及机体代谢均处于新旧平衡交替的过程，也可能出现各种不适，如恶心呕吐、腹泻便秘、乏力、脱发、GERD 等症状，患者在适应过程中也需要得到更为专业的指导，以保证安全、平稳地过渡。同时，术后一些可能的严重并发症，如消化道瘘、消化道狭窄、溃疡出血等也需要在综合治疗团队的协助下得以早期预警及诊断。术后定期进行随访是保证减重手术患者术后安全评估的重要措施，对相关并发症的早发现、早治疗具有意义，也是综合治疗团队院外管理的重要工作之一。

所有的综合治疗都离不开患者自身的积极参与，因此建立医疗团队与患者间、患者与患者间的良好互动关系对肥胖个体化综合治疗的成功实施至关重要。由于中国移动互联网的快速发展与成熟，目前很多减重中心都通过互联网进行院外的健康管理，最常见的即依托微信公众号互助群组，取到了良好的效果。但目前仍存在一些问题，如多数患者营养知识素养较为缺乏，也缺乏对术后长期健康管理的重视，对综合治疗及院外管理产生较大的影响；同时由于体制机制原因，目前多学科综合治疗的院外管理主要依靠其团队成员的自我付出，缺乏相关的保障及激励机制，也缺乏相关的质量控制手段。但是减重手术在中国发展20年来，多学科综合治疗已成为行业共识，社会认知也发生积极改变，相信减重手术个体化多学科综合治疗会在抗击肥胖的战役中发挥日益重要的作用。

（朱立勇）

参考文献

［1］中华医学会肠外肠内营养学分会营养与代谢协作组，北京协和医院减重多学科协作组. 减重手术的营养与多学科管理专家共识［J］. 中华外科杂志，2018，56（2）：81-90.

［2］王勇，王存川，朱晒红，等. 中国肥胖及2型糖尿病外科治疗指南（2019版）［J］. 中国实用外科杂志，2019，39（4）：6-11.

［3］李子建. 肥胖症多学科综合诊疗模式及减重手术全程营养管理的临床研究［D］. 北京：北京协和医学院，2019.

（八）减重术后常见并发症的防治

减重手术开展至今已是比较安全的手术，但仍存在手术相关并发症等问题。如何有效地防治术后并发症也是减重代谢外科领域比较重要的内容之一。减重手术并发症因具体手术方式的不同而具有不同特点。根据减重手术并发症发生时间的长短，我们将其分为近期并发症和远期并发症。

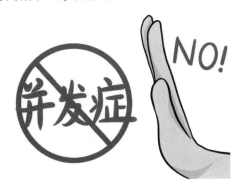

■ 并发症

1. 减重手术近期并发症

手术近期并发症主要包括出血、瘘、狭窄梗阻、术后呕吐、静脉血栓栓塞症等。

（1）出血

①切缘出血。在胃切缘出血的处理上，对于生命体征较平稳的患者，应严密监护，必要时可行数字减影血管造影（DSA）等辅助检查，协助明确出血位置。活动性出血可行内镜检查明确出血点，而 CT、DSA 检查可协助诊断腹腔内出血。大部分出血通过保守治疗能缓解。对于大量活动性出血导致血流动力学不稳定的患者，应及时行手术探查止血。

②吻合口出血。出血量少于 50ml 者临床可表现为黑便，出血量大时也可出现呕血。患者会有乏力，脸色苍白、心率加快等表现。在处理上，

首先放置胃管监测吻合口出血量，对于生命体征较平稳的患者，应严密监护，可以向胃管内注入冰冻去甲肾上腺素生理盐水。最可靠的方法是，行内镜检查明确出血点，并在内镜下进行彻底止血。在预防上，可以通过选择合适的切割闭合器钉仓，提高吻合技术及吻合口全层缝合等措施来减少吻合口出血的发生。

③其他腹腔内出血。主要包括网膜出血、组织器官损伤出血、穿刺孔出血等肝脾等脏器损伤出血等。若未能在术中充分处理好，也会导致术后的出血。另外，腹腔镜手术时穿刺孔出血的情况也不少见。这些出血的处理原则和切缘出血、吻合口出血相同。

（2）瘘

①胃切缘瘘。多数发生在胃食管结合部。有学者将术后胃瘘根据发生的时间分为三类：早期瘘，发生于术后 1~3 天；中期瘘，发生于术后 4~7天；晚期瘘，发生于术后 8 天以后。针对胃切缘瘘的处理，首先控制感染，充分引流。当胃瘘后造成腹腔或胸腔局部积液、积脓时，可在超声或CT 引导下行腹腔或胸腔穿刺抽液置管引流术。如果影像引导下穿刺困难或引流不充分，需行腹腔镜下探查。手术探查不但可以进行腹腔冲洗、充分引流，而且可以检查瘘口情况，新鲜瘘口可以尝试腔镜下手术修补。其次是营养支持。充分引流后，患者感染症状会明显好转，这时候需要营养支持，改善全身状况。此时患者多处于禁食状态，需要进行静脉营养支持。如果有条件放置空肠营养管辅以肠内营养支持，则更为安全，可以长时间使用。最后是瘘口的处理。经充分引流和营养支持后，可治愈多数胃瘘病例。胃镜治疗胃瘘技术包括瘘口夹闭、覆膜支架放置。胃镜直视下夹闭小瘘口是一种快速、有效的方法。胃镜下覆膜支架植入术适用于瘘口较大的患者。也有内镜下注射纤维蛋白胶封堵瘘管的报道。对于经以上治疗后仍长期不愈者，修正手术可能是唯一可选择的治疗方法。LSG 后胃瘘处理难

度大，如何有效地预防是关键。重度肥胖、高血压、糖尿病是发生胃瘘的独立危险因素，术前应对这些危险因素进行有效控制。

②吻合口瘘。发生概率低，一般发生于 LRYGB 的胃肠吻合口。大部分患者处理原则以胃肠减压、腹腔充分引流和营养支持治疗为主，极少数患者需要修正手术治疗。

（3）狭窄梗阻

①胃腔狭窄梗阻。对于胃黏膜水肿引起的狭窄，通过胃肠减压、纠正水电解质紊乱及营养支持等治疗后，绝大多数患者可以治愈；对于残胃狭窄严重的病例，球囊扩张是十分有效的治疗方法，要求将狭窄处直径扩张至 1.2~1.5cm。需要注意的是，单次球囊扩张压力过大有导致吻合口破裂的风险，因此有些患者需扩张数次才能痊愈。对于缝合过多引起的狭窄，可通过腹腔镜下剪断缝线，解除内翻包埋得以治愈，也可行胃浆肌层切开或狭窄楔形切除术进行治疗。若采用多种方法仍未改善临床症状，可以改为 LRYGB。

②吻合口狭窄。LRYGB 胃肠吻合口的狭窄发生概率比较小。在治疗上以胃肠减压、纠正水电解质紊乱、营养支持等保守治疗为主，极少数的疤痕性狭窄需要行胃镜直视下多次球囊扩张治疗。

（4）术后呕吐

LSG 术后反复呕吐时有发生，大部分发生在出院后 1~2 周内。如果排除了狭窄梗阻引起的呕吐，术后早期即给予有效、足够剂量的止吐药。反复呕吐要给予禁食、补液、营养支持，纠正水电解质紊乱，然后一步步恢复饮食。围手术期健康宣教，告知患者遵循循序渐进的饮食恢复原则是预防术后呕吐的有效方法。

（5）静脉血栓栓塞症

病态肥胖症是静脉血栓栓塞症包括肺动脉栓塞和深静脉血栓形成的一

个主要风险因素。静脉血栓栓塞症发病危险因素较多，临床表现缺乏特异性，及时有效地预防具有重要意义。对减重手术患者围手术期静脉血栓栓塞症的有效方法包括早期下床活动、机械治疗及适量使用抗凝药物。对于术前有明确下肢深静脉血栓的患者，预防性放置下肢静脉滤器能有效预防术中和术后栓子脱落发生包括肺栓塞在内的各种栓塞风险。有意义的是，体重减轻可使一些凝血指标恢复正常。

2. 减重手术远期并发症

（1）GERD

GERD 是术后远期并发症，主要采用抑酸和抗反流药物治疗，同时口服胃黏膜保护剂预防酸性反流物灼伤消化道。如果症状不见好转，可尝试内镜治疗或行射频消融治疗。有报道称食道下段放置磁环，对 LSG 后的 GERD 有治疗作用。为了预防减重手术后发生 GERD，应注意戒烟、戒酒，严格遵循术后饮食指导，养成良好生活习惯，避免术后频繁呕吐等。

（2）营养性并发症

减重手术后患者总摄入量显著减少，也伴随着维生素、微量元素等营养物质相对摄入不足。不同的手术方式，会导致不同的营养不良结果。因此，术后摄入足量的含必需氨基酸的蛋白质（一般每天需 60~80g 或 1.0~1.5g/kg 理想体重）是非常重要的，每餐需优先考虑富含蛋白质的食物。术后补充营养不仅能改善患者营养状况，而且钙类等物质对术后减重效果的维持更有利。因此，减重术后必须定期复诊、监控营养状态。根据具体情况及时补充各种维生素、微量元素和优质蛋白质等。

（3）倾倒综合征

倾倒综合征是失去幽门或胃的正常生理功能后，胃内容物迅速进入十二指肠或空肠所引起的一系列全身或胃肠道正装的综合征。患者多在进食

1～3h 后，突然出现眩晕、心悸、出冷汗、乏力、面色苍白等血容量不足的表现，并伴有恶心、呕吐、腹胀、腹痛及腹泻等。倾倒综合征可发生于各种减重术后，以 LRYGB 多见，LSG 后发生较少。调整饮食结构及习惯是倾倒综合征有效治疗措施，如少食多餐、高蛋白饮食、避免过甜、过浓饮食和乳制品、流质进食应在两餐之间等。经过饮食调整及消化道适应，大部分患者症状可消失或改善。严重患者需要口服抑制肠蠕动药物或皮下注射生长抑素治疗。

（4）吻合口溃疡

减重手术的吻合口溃疡包括胃切缘的边缘性溃疡和胃肠、肠肠吻合口的溃疡，多无须再次手术。通过调整饮食结构，应用包括质子泵抑制剂在内的保守治疗，即可使溃疡愈合。部分出血严重病例，可于内镜下进一步明确诊断，同时行止血处理。如果保守治疗未见好转或出现穿孔时应给予手术治疗，但手术治疗也存在一定的复发率。因此，针对病因制定相对应的预防策略，如戒烟、停止滥用药物、减轻精神压力、术后常规口服质子泵抑制剂和胃黏膜保护剂及定期复查胃镜等可有效预防溃疡的发生。

（5）肝胆并发症

胆囊结石是减重术后又一远期并发症。针对术前无胆囊疾病者，并无必要行预防性胆囊切除，熊去氧胆酸等预防胆结石形成的药物也未被临床推荐使用。

（6）内疝、梗阻

LRYGB 后腹腔内存在着几个比较深的腔隙，分别为 Petersen 裂孔、横结肠系膜裂孔及空肠吻合口系膜裂孔。因此，术中的预防尤为重要。研究表明，在行 LRYGB 时使用不可吸收缝线关闭系膜可使内疝发生率降低50% 左右。由于学习曲线等原因，术中关闭系膜裂孔可能会增加空肠吻合口扭曲的风险，从而导致术后早期肠麻痹和小肠梗阻，初学者应在经验丰富的医师指导下选用。

（7）穿刺孔疝

腹腔镜手术普及后，术后穿刺孔疝的发生不容忽视。尤其行单孔 LSG 的患者，穿刺孔疝一旦发生本身不能自愈，须行手术治疗。对于直径大于等于 5mm 的穿刺孔行全层关闭，可以避免发生穿刺孔疝。

（8）腹泻、便秘

不同方式减重手术术后可发生不同程度的腹泻、便秘。腹泻多见于 LRYGB、单吻合口十二指肠-回肠转流合并 LSG 等涉及小肠食物支缩短的术式。便秘多见于 LSG 后，多与进食量减少、进食结构改变有关。减重手术术后出现腹泻、便秘等，多以对症治疗为主。合理进食结构可以减少腹泻、便秘的发生。

近年来，国内的减重手术正处于迅速发展阶段，各种问题也层出不穷，尤其减重术后并发症，是医患双方都十分关心的话题。只有掌握减重术后常见并发症的病因病理、临床特点、处理方法，才能制订相应的防治策略，避免重大不良事件的发生。此外，建立实施减重手术准入制，严格把控手术指征及手术质量控制等措施均可有效减少并发症的发生，有助于推动我国减重外科的健康发展。

（周东雷）

参考文献

［1］中国医师协会外科医师分会肥胖和糖尿病外科医师委员会. 中国肥胖和 2 型糖尿病外科治疗指南（2019 版）［J］. 中国实用外科杂志, 2019, 39（4）：301-306.

［2］王勇, 王墨飞. 腹腔镜胃袖状切除术后并发症防治策略［J］. 中国实用外科杂志, 2017, 37（4）：382-385.

［3］王存川. 肥胖与代谢病外科学［M］. 北京：人民卫生出版社, 2014：168-176.

［4］顾岩，杨建军，王兵. 肥胖和 2 型糖尿病外科手术并发症预防及处理［J］. 中国实用外科杂志，2014，34（11）：1038-1041.

［5］林士波，杨宁琍，管蔚，等. 减重代谢手术后 30d 内再入院的临床特征及危险因素分析［J］. 中华消化外科杂志，2017，16（6）：587-591.

［6］于一凡，王勇，刘金钢. 减重手术 228 例术后并发症分析［J］. 中国实用外科杂志，2015，35（5）：552-554.

［7］王勇，张旭. 减重及代谢疾病病人围手术期静脉血栓栓塞症预防［J］. 中国实用外科杂志，2017，37（2）：129-132.

［8］张频. 减重手术围手术期静脉血栓栓塞症防治［J］. 中国实用外科杂志，2020，40（4）：387-389.

［9］WRAY A, DAVIS R, WRAY N. Nutritional Risks and Deficiencies Pre and Post Bariatric Surgery：Recommendations for Optimal Dietary Management［J］. Chinese Electronic Journal of Obesity and Metabolic Diseases，2018，4（4）：183-191.

［10］孙许龙，朱利勇，李鹏洲，等. 减重代谢外科中的维生素 D 缺乏及其影响［J］. 国际外科学杂志，2017，44（5）：344-349.

［11］邱晨，褚薛慧，孙喜太. 接受代谢手术者术前及术后营养状况的研究进展［J］. 东南大学学报（医学版），2016（35）：640.

［12］张天一，王勇. 减重手术后新发胆囊结石的成因及对策［J］. 中华消化外科杂志，2019，18（9）：893-896.

第六章

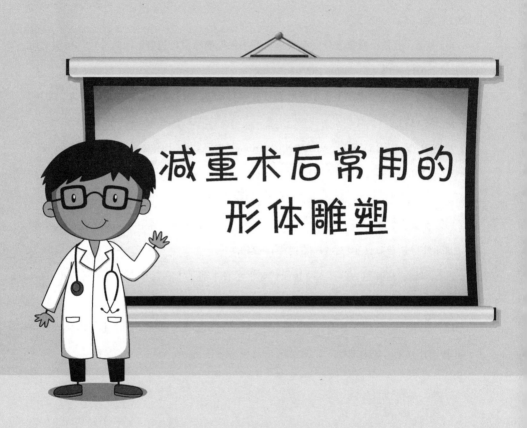

减重术后常用的
形体雕塑

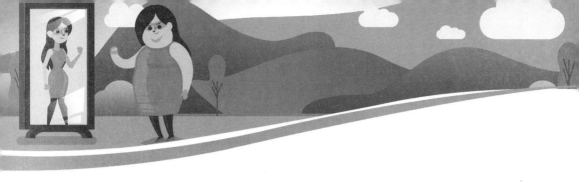

肥胖可伴发多种代谢性疾病，减重手术可降低肥胖患者的总体病死率，是目前重度肥胖患者最为有效的治疗手段，可以使许多肥胖患者脱离困扰，但术后产生的皮肤赘余、组织松垂等问题严重影响生活质量。因此，减重术后患者对形体雕塑手术的需求也日益增加，该手术可以提高患者身体形象，进而提升自尊和生活质量。减重手术后患者可在术后 18～24 个月体质量稳定后考虑形体雕塑。

减重术后形体雕塑的手术方法主要包括腹壁成形术、上臂成形术、大腿成形术、臀部提升术及乳房下垂的矫正。根据患者减重后各部位松弛的具体情况，常常采用单一手术或者多种手术方式联合实施进行形体塑形。

形体雕塑手术的纳入标准：年龄大于 18 周岁；初始 BMI>40 或>35 合并并发症，如 T2DM 等，当前为 BMI≤28；在最近半年内体重稳定（变化不超过 5kg），合并明显的躯体或心理问题。

第一节　　　　腹壁成形术

腹壁成形术是通过外科手术，切除中下腹部过多的皮肤和脂肪，收紧腹壁的肌肉，达到使腹壁肌肉紧实、皮肤紧致的效果。术前要记录患者的身高、体重和相关部位的周径，切除腹壁松弛的皮肤时，如果肚脐上部皮肤松弛，则必须行肚脐移位，防止肚脐扭转或错位腹壁异常膨出者需要进行肌肉肌膜组织的修复。邻近下肢部位皮肤松弛的患者通常与躯干前面皮肤松弛相连，这样必须联合切除腹部、髋部、股部和臀部的皮肤和皮下组织，才能获得最佳的效果。临床类型和手术方式见下表。

◆ **腹壁成形术临床类型和手术方式**

分类	临床表现	手术选择
I	皮下脂肪过多，皮肤和肌肉俱紧	单纯吸脂术
II	脐下皮肤松弛，肌肉紧，伴或不伴脂肪过多	下腹部皮肤/皮下组织切除术
III	脐下皮肤肌肉松弛，伴或不伴脂肪过多	脐下腹壁成形术并肌肉收紧术
IV	肌肉严重松弛，轻度/无皮肤过多，伴/不伴脂肪过多	无脐移位的全腹壁成形术
V	全前腹壁皮肤肌肉松弛，伴或不伴脂肪过多	含脐移位的全腹壁成形术
VI	重度全躯干皮肤松弛，通常继发于大量减肥，伴或不伴有肌肉松弛，伴或不伴脂肪过多	含脐移位的环形腹壁成形术

（一）全腹壁成形术

切口选取下腹部横 W 形切口，W 的两臂可位于髂嵴上或髂嵴下，一般选用在髂嵴上这样有利于髂窝的塑形。

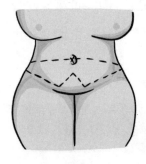

■ **W 形切口**

①皮肤分离。按选择切口切开皮肤与皮下脂肪浅筋膜，达到深筋膜浅层至两侧切口。根据需要，沿切口进行脂肪抽吸，塑造腹壁形态，然后在腹壁深筋膜浅层用电刀进行分离，直到剑突和两侧肋弓。分离到脐部时，在脐孔周围切开皮肤，并且保留周围较多的脂肪与血管，以保证脐部皮肤的存活。

②腹壁缩紧缝合。在分离解剖完成后，进行腹壁紧缩缝合。间断缝合拉紧下腹直肌前鞘。

③切除多余皮肤。在腹壁紧缩后将患者置于屈腹位，使腹壁松弛，向下拉紧分离的腹部皮肤瓣，切除多余的皮肤。

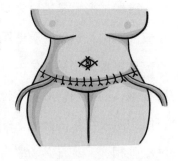

■ **负压引流**

④脐孔重建。切除皮肤，将原脐孔移至皮肤切口区并定位缝合。

⑤缝合伤口。分层缝合皮下与皮肤。

⑥留置负压引流，棉垫加压包扎。

（二）环腰腹皮肤脂肪切除术

腹壁两侧腰部广泛出现皮肤松弛者可以进行环腰腹皮肤脂肪切除术，腹部术前切口设计同腹壁成形，仅作松垂皮肤的脂肪切除，不做腹肌腱膜的紧缩，切口是沿着腰部顺延切除下垂的腰部皮肤脂肪，缝合切口，完成环腰部切除手术。

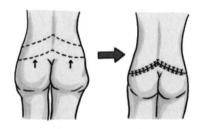

■ 环腰腹皮肤脂肪切除术

（三）微小腹壁整形术

此术适用于腹壁皮肤松垂主要集中在下腹部的患者，切口范围仅限于松垂的下腹皮肤脂肪组织，仅切除松弛的皮肤、脂肪，不做腹肌、腱膜的紧缩。

第二节　　　　　上臂成形术

上臂常常是身体外露部位，所以患者担心瘢痕形成，在舒展上臂时影响美观，所以上臂成形术要格外注意切口的选择，尽量预防瘢痕增生。如果上臂最松垂部皮肤提拉大于 8cm 可以考虑进行上臂成形术，采用一个连续的切口，从侧胸到肘部贯穿切除平举时上臂最低处的松弛多余的皮肤和皮下组织，修复浅筋膜系统，重塑上臂、腋窝、侧胸上半的外形。手术方法如下。

①上臂内侧根据松垂程度作椭圆形切除，切除多余的皮肤和脂肪组织及浅筋膜，保证切口缝合线位置在上臂内后侧，切口端延伸至肩背或在腋部，切口线呈 L 形或 Z 形。

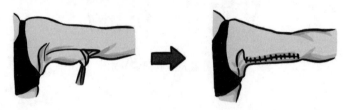

■ **上臂成形术**

②如松垂皮肤脂肪囊已延伸至前臂，可在前臂作椭圆形切除，并在切口上下端作 Z 形。在切口两缘也做成连线 W 形。

下肢尤其是大腿在减重后皮肤会松弛，站立后有皮肤下坠现象，严重者则会对行走造成影响，同时也有损于患者的外在形象，所以一般对于此类患者会进行大腿内侧的多余皮肤切除。大腿部松弛皮肤提拉大于8cm者可以考虑大腿成形术，采用竖直切口的大腿内侧整形，将大腿作为圆柱体或圆锥体看待，在从腹股沟至膝关节全长范围内切除椭圆形或近三角形的组织，整个周径上去除松弛下垂的皮肤，缝合和修复浅筋膜系统。

（一）大腿内侧皮肤脂肪浅筋膜切除术

①将受术者置于平卧位，两大腿置外展外旋位，以便显露大腿的后内侧面。

②在髂前上棘下3cm处，作沿腹股沟韧带下平行向大腿内侧至后内侧面，再转向下至膝关节上的倒L形切口线。

③按组织线切开皮肤及脂肪浅筋膜层，并向前后潜行分离形成两大瓣。然后拉开已分离的前瓣，切除多余的皮肤脂肪和浅筋膜组织。后瓣上端可作V形切除，以利于后瓣的上提和预防猫耳畸形形成。如果脂肪还厚，可同时辅助作脂肪抽吸术，以便达到更好的大腿塑形。

（二）臀部皮肤脂肪筋膜切除术

①对仅为臀部大粗隆区皮肤松垂，单纯用脂肪抽吸不能达到塑形目的者，可采用此技术。如果此区域仅有脂肪明显堆积，用脂肪抽吸术更合适。

②对臀部皮肤松弛者，可在臀下褶皱处作椭圆形切除。如果大粗隆区

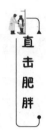

皮肤松垂已形成马裤样畸形，可在切口外侧向下延长至马裤畸形处，在深筋膜浅层分离，止血后切除多余皮肤，加以缝合。

③如果合并有大腿内侧皮肤松弛者，可在臀部切口内端与大腿内侧减肥塑形处相连续，即形成臀和大腿内侧联合皮肤、脂肪筋膜切除。

第四节　减重术后乳房下垂的矫正

减重手术后大部分女性患者常出现乳房肥大或乳房下垂，影响身体的曲线美。大而下垂的乳房，由于重力因素导致患者出现颈肩痛、背痛和 疲劳感等，同时也给女性着装带来烦扰，对其心理和生理均造成了很大的影响。纠正这类畸形，包括乳房缩小和乳房悬吊两个方面，乳房下垂矫正与乳房缩小整形手术的技术相似。

（一）乳房上提手术主要解决哪些问题？

①恢复乳房下皱襞的正常位置；②将松垂的乳腺组织上移固定在较高位置；③上提乳头乳晕复合体；④缩短乳头至乳房下皱襞、锁骨至乳头锁骨至乳房下皱襞的距离；⑤恢复或重建乳房正常的体积，对于不同情况的乳房应是多种方法相结合。

（二）减重手术后乳房的下垂有哪些类型？

减重术后的乳房下垂分为乳房下垂伴乳房肥大和乳房下垂伴乳房体积正常两类。明显下垂伴乳房肥大型乳房下垂的处理与常用的乳房缩小整形手术类似，手术内容包括减少乳房体积和外部皮肤，以适当的蒂携带乳头、乳晕上提。但当乳房肥大不是太明显时，主要以乳房悬吊为主，即使需要行乳腺组织的修整，只在乳腺下极外侧和内侧进行修整以使乳房达到丰满的轮廓。常用的方法是乳晕周围双环形切口的乳房上提术。

（三）如何进行双环形乳房上提术？

①真皮帽的设计：站立位画出锁乳线、胸乳线、胸骨中线、腋前线。完全展开乳晕皮肤，以乳头为中心画直径 4cm 的圆，此为新乳晕的大小。

②真皮帽的形成：去除内外两环间表皮，沿外环切开皮肤皮下达乳腺包膜，形成真皮帽。

③皮肤乳罩的剥离和腺体的切除：沿外环切口线在皮下组织和乳腺包膜间锐性剥离，从内侧、外侧和上方 3 个方向剥离至腺体边缘。

④真皮帽的固定和腺体的塑形：钳夹真皮帽周边，均匀将乳腺组织向胸壁正常位置提紧，并调整真皮帽的松紧，先在内、上、外方三点将其固定于胸肌筋膜上。

⑤缝合皮肤乳罩：于真皮水平荷包缝合外环皮肤，收紧、调整荷包缝线，使乳晕周围环形皱褶细小均匀，直径约等于内环大小，如皮肤仍松弛，可在外侧附加 S 形切口，切除多余的皮肤。

第五节　体型雕塑后的并发症

虽然形体雕塑是满意度较高的手术，但并发症仍是手术团队的一大挑战。目前，术后并发症仍是影响减重患者选择体型重塑的主要因素之一，其中最显著的原因是瘢痕。有色人种较西方白色人种更易形成增生性瘢痕，这也是亚洲开展这类手术明显少于西方的原因之一。无论哪种整形手术，瘢痕的形成都不可避免，有些患者术区甚至会形成瘢痕疙瘩。所以术前要和患者进行充分沟通，排除瘢痕体质患者。

另外，减重后患者皮肤软组织的血运模式会发生改变，所以术后皮瓣坏死风险会明显增加，如感染、血清肿、脂肪液化等并发症的发生率也高于普通整形患者，可以通过术中严格无菌操作、缩短手术时间和预防性应用抗生素等措施来防治感染；术中严格止血和术后引流可以防治血肿和出血；术后出现血清肿的解决办法就是加压包扎和充分引流；皮肤坏死的预防方法包括严格控制分离层次和范围，切口确切减张和术后应用弹力紧身衣。

深静脉血栓形成和肺栓塞虽然是体型雕塑术后最常见的并发症，但其严重后果应引起大家的高度重视。部分学者认为使用低分子肝素会降低其发生率，也有学者支持间歇充气加压处理配合术后早期行走来降低静脉血栓的发生。此外，术前戒烟至少 1 个月也可以降低相关并发症的发生。

随着肥胖患者的增加与吸脂手术的普及，形体雕塑的需求量一定会越来越大。根据患者个人期望值及自身条件来制订个体化手术方案，同时充分做好术前准备和并发症防治预案，以最大限度地减少围手术期并发症的发生。在提高手术安全性的同时，开展更多特定部位的形体雕塑，不断改进手术方式，进一步提高减重术后患者整体满意度。同时也要对患者进行心理疏导，完善术后随访体系，使这一类手术得以更好地推广，为广大求美人士带来更多福音。

（金培生　张爱君）

参考文献

［1］杨凯，张鹏. 减重代谢外科研究中的热点问题［J］. 中国实用外科杂志，2019，39（4）：325-328.

［2］刘金钢. 中国减重代谢外科 20 年发展回顾与展望［J］. 中华消化外科杂志，2019，18（9）：822-825.

［3］乔群，孙家明. 乳房整形美容外科学［M］. 郑州：郑州大学出版社，2004：66.

［4］COHEN B, MEILIK B, WEISSMEILIK A, et al. Intraoperative Factors Associated with Postoperative Complications in Body Contouring Surgery［J］. The Journal of Surgical Research，2018，221：24-29.

第七章

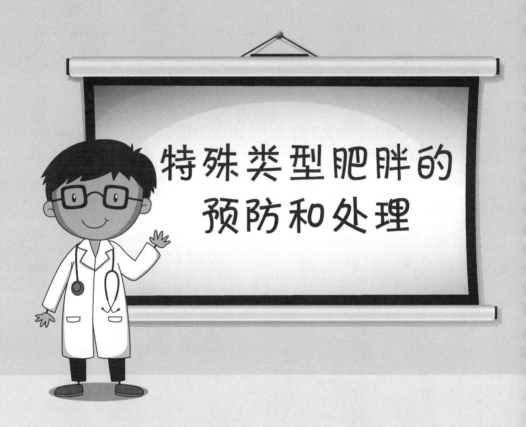

特殊类型肥胖的
预防和处理

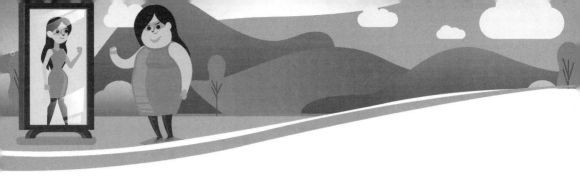

第一节　　儿童肥胖

（一）儿童肥胖的严重性

儿童时期是生命周期中身心健康发展的关键时期，是培养行为和生活方式的关键阶段。行为和生活方式一旦养成，往往会持续一生。健康的行为和生活方式不仅能保证儿童的正常生长发育，而且对其一生的健康和幸福有长期影响。近 30 年来，无论是发达国家，还是发展中国家，全球儿童超重肥胖率均呈现增长趋势，儿童肥胖和成人肥胖一样已成为一个日趋严重的公共卫生问题。

2017 年 5 月，联合国儿童基金会和北京大学公共卫生学院联合发布了《中国儿童肥胖报告》。该报告指出，20 世纪 80 年代我国儿童的超重及肥胖率还处于一个较低水平。20 世纪 90 年代以来，随着我国社会经济的快速发展、膳食模式和生活方式的快速变迁，我国儿童肥胖问题日趋严重，出现快速上升趋势。根据中国 9 市流行病学调查，1986 年，7 岁以下儿童单纯性肥胖检出率为 0.91%。2006 年的结果显示，7 岁以下儿童单纯性肥胖检出率上升至 6.25%。1985 年中国学生体质与健康调研显示，我国 7~18 岁城市男生超重、肥胖检出率分别为 1.1%、0.2%，城市女生分别为 1.4%、0.2%；农村男生分别为 0.4%、0.1%，农村女生分别为 1.5%、0.1%。2014 年，我国 7~18 岁城市男生、女生超重肥胖率分别是 28.2%、16.4%，农村男生、女生分别是 20.3%、12.8%。2020 年 12 月 23 日发布的《中国居民营养与慢性病状况报告（2020年）》显示，6~17岁儿童青少年超重率和肥胖率分别为11.1%和7.9%，6岁以下儿童超重率和肥胖率分别为6.8%和3.6%。

2010年以前我国儿童超重肥胖率尚低于发达国家。美国流行病学研究显示，2~19岁儿童及青少年的肥胖率为17%，超重肥胖率为32%。由于社会发展相对稳定，近10年美国儿童肥胖发病率并无显著升高。但我国儿童肥胖率增长速度较快，如果不及时采取有效的防控措施，很短时间内将赶上甚至超过欧美等发达国家。此外，由于我国人口基数大，肥胖儿童的实际人数是惊人的。

儿童肥胖症的发生发展是遗传、环境和饮食行为等因素共同作用的结果，来自家庭、同伴、学校、政治、经济、社会、文化等多层面的影响因素均参与其中。儿童肥胖可导致多种疾病，包括躯体疾病和精神心理疾病。儿童及青春期肥胖可能导致高血压、心脏结构受损、血脂代谢异常、胰岛素抵抗、脂肪肝等心血管疾病和代谢异常，也与哮喘、睡眠呼吸暂停、骨骼发育、性早熟、多囊卵巢综合征等一系列疾病密切相关。肥胖是儿童心理发育的重要影响因素。因肥胖带来的挑逗、欺凌容易导致自尊心受到伤害，对心理、行为及认知产生不良影响。

儿童时期肥胖还可能持续至成年期，不仅会对其当前的身体发育造成严重影响，而且还将增加成年后肥胖相关慢性病的发病风险。研究显示，64%青春期前肥胖儿童成年后仍肥胖，80%的肥胖青少年成年后仍肥胖。分析显示，肥胖的儿童到成年期仍然肥胖的风险是非肥胖儿童的5倍。肥胖儿童发生高血压的风险是正常体重儿童的3.9倍，肥胖儿童成年后发生糖尿病的风险是正常体重儿童的2.7倍，儿童期至成年期持续肥胖的人群发生糖尿病的风险是体重持续正常人群的4.3倍，儿童期至成年期持续肥胖的人群发生代谢综合征的风险是体重持续正常人群的9.5倍。

（二）儿童肥胖处理的特殊性

2018 年 2 月，我国卫生行业标准《学龄儿童青少年超重与肥胖筛查》由国家卫生健康委员会发布，该标准由北京大学儿童青少年卫生研究所、中国疾病预防控制中心营养与健康所、中国疾病预防控制中心妇幼保健中心联合起草。与美国相同，我国仍然应用 BMI 筛查肥胖，BMI 位于同年龄同性别儿童第 85~94 百分位数为超重，BMI 大于等于同年龄同性别儿童第 95 百分位数为肥胖。

儿童与成人不同，在生长发育上有其特点，因此儿童肥胖的处理具有一定的特殊性。儿童肥胖的干预方法包括行为干预、药物治疗和手术治疗。根据美国预防服务工作组的研究，综合强化干预超过 26h 可降低体重，干预超过 52h 体重降低更显著，同时可降低心血管系统疾病及代谢异常的发病风险。有效的干预措施包括针对父母及儿童的辅导，家庭或团体辅导，健康饮食、安全运动和阅读食品标签信息的健康教育，鼓励使用刺激性控制（如限制获取诱人食物和减少视屏时间）、目标设定、自我监测、后效奖励和解决问题、监督体育运动等方法。药物治疗作为儿童肥胖干预措施的证据尚待进一步加强。二甲双胍和人胰高血糖素样肽-1 类似物目前已被用于治疗儿童肥胖，但多限于存在糖代谢异常的患儿，限制了药物在肥胖儿童中的推广。奥利司他已被 FDA 批准用于 12 岁及以上青少年，但其减重作用微弱，腹痛、腹胀、大便失禁和油状大便等不良反应明显。

越来越多的循证医学证据表明减重手术能显著减轻肥胖症儿童的体重，并缓解肥胖相关的代谢性疾病。美国相关专业学会于 2018 年发布了《儿童减重与代谢外科指南（2018）》。中国医师协会外科医师分会肥胖和糖尿病外科医师委员会于 2019 年发布了首版《中国儿童和青少年肥胖症外科治疗指南（2019）》。该指南指出，BMI>32.5 且伴有至少两种肥胖相关的器质性合并症，或者 BMI>37.5 伴有至少一种肥胖相关合并症（如阻塞性睡眠呼吸暂停综合征、T2DM、非酒精性脂肪性肝炎、高血压病、血脂异常、体重相关性关节病、GERD 和严重心理障碍等）的 2~18 岁儿童和青少年，可以考虑减重手术治疗。年龄越小者，手术越需谨慎。LSG 是儿童和青少年中最常实施的减重手术术式。

（三）儿童肥胖可预防吗？

儿童肥胖一旦发生，恢复正常体重将面临多种挑战、困难较大。因此，儿童肥胖最佳的防控策略是预防肥胖的发生。WHO、我国和世界多国均针对儿童肥胖防控制订并实施了对应政策，如 WHO 成立了"终止儿童肥胖委员会"，我国发布了《中国学龄儿童少年超重和肥胖预防与控制指南（试用）》《中国儿童肥胖报告》等。

根据《中国儿童肥胖报告》的建议，儿童肥胖防控要贯彻"预防为主"的方针，及早、从小抓起，从母亲孕期开始预防；应由政府主导、社会参与，建立以学校—家庭—社区为主的防控网络，营造一个利于肥胖防治政策执行的社会支持环境。

1. 把儿童肥胖防控融入所有政策中

在制定经济社会发展的各项政策时，应把健康放至优先位置，关注儿童肥胖问题并贯彻到政策制定、实施、分析和评估的全过程。全社会都应覆盖促进儿童肥胖防控策略，建立多部门协调机制，推进儿童肥胖防控的相关工作，让所有利益相关方参与其中，跨部门合作解决儿童肥胖问题。

2. 政府主导、多部门合作、全社会参与

政府应掌握对儿童肥胖防控相关政策制定及实施督导的主动权、监控权与管理权，加强对不健康食品和饮料广告宣传的管理，并把合理营养、

规律活动等健康生活方式的培养纳入学校的课程，加强孕期管理。家长应以身作则，通过言传身教为孩子做健康生活方式的典范。社区应营造有利于儿童肥胖防控的支持环境。企业、媒体、学术机构等应充分发挥正面引导和推动作用。

3. 健全国家儿童肥胖监测系统

应把儿童肥胖监控纳入国家现有的相关监测系统中。采用标准化的方法及时掌握儿童肥胖严重程度、发展趋势、变化特点和相关决定因素，为国家制定有关政策提供依据。

4. 开展儿童肥胖的三级预防

分析我国儿童肥胖的流行特点和影响因素，遴选成熟有效的肥胖预防控制技术，从普遍性预防、针对性预防和超重肥胖者的综合预防三个层面开展儿童肥胖预防工作。

5. 加大科研投入，深入、系统地开展儿童肥胖相关研究

通过设置儿童肥胖重大研究专项，加强我国儿童肥胖相关的基础研究和临床应用研究，推进儿童肥胖的发病机制、影响因素、经济负担、预防干预策略、治疗康复等相关研究，重点突破预防控制儿童肥胖的关键技术。

（刘少壮）

| 第二节 | 压力型肥胖 |

众所周知，营养过剩易导致肥胖。生活水平的提高带来肥胖人群的增加，但现代社会快节奏、高压力的生活状态也会导致肥胖这一点却并不为人熟知。

（一）什么是压力型肥胖？

"压力型肥胖"是指由于长期心理、生理压力过大造成内分泌紊乱导致的肥胖。长期处于紧张状态会对人体健康产生致命影响，在压力日益增长的环境中常引发"慢性压力"，造成慢性应激反应，导致体内应激激素异常分泌。若慢性应激反应长期存在，会刺激皮质醇等应激激素水平增高，使机体饥饿感增强，出现暴饮暴食，睡眠剥夺，运动量减少，体内脂肪异常分布、堆积，最终导致肥胖。

任何个体在生命中的不同时期都将遭受不同程度的压力。压力，包括生理和心理性压力，来源于观察或感觉到的事物与预期不匹配所导致的模式化补偿反应。这种反应通常被称为"压力反应"。从生物学角度而言，应激原还包括睡眠剥夺、疼痛、炎症或外源性糖皮质激素等，这些均可引起细胞水平的应激反应。

（二）皮质醇是如何影响机体造成肥胖的？

我们常说的压力激素是指应激性激素，如皮质醇、甲状腺激素、促肾上腺素、肾上腺素、皮质激素、胰岛素及血管紧张素等，在慢性压力（慢性应激反应）作用下会出现异常分泌和转化。慢性应激反应的主要影响因素是糖皮质激素，如皮质醇能使白色脂肪重新分布到腹部，还能够增加对高热量食物的嗜好。

近来，随着对皮质醇生物功能的认识，大量证据提示皮质醇与肥胖发病率升高密切相关。机体受到应激原刺激后，交感神经系统和肾上腺髓质立即通过产生儿茶酚胺使心率和每搏量增加、皮肤和肠道血管收缩，确保大脑供氧，同时促肾上腺皮质激素释放激素分泌增加，这是机体面对应激产生的防御反应。促肾上腺皮质激素释放激素的释放取决于压力源的持续时间、强度和反馈，皮质醇是促肾上腺皮质激素释放激素终产物，所以适量皮质醇分泌有助于我们面对压力。如果压力长期存在，心情紧张、焦虑烦躁会引发慢性压力，诱发慢性应激反应，导致皮质醇分泌过量。皮质醇水平的升高会促进饥饿素释放，从而增加食欲，出现"压力越大、胃口越大"！高水平的皮质醇会增加食欲，出现暴饮暴食，同时使人偏好"舒适食物"，如甜品、奶茶、蛋糕等富含蔗糖和脂肪的食物。

此外，压力过于频繁、持续时间过长还会影响大脑，引发焦虑情绪，进而引起失眠。慢性压力刺激机体皮质醇分泌增加会诱发高胰岛素血症，而皮质醇和胰岛素均会影响脂蛋白脂肪酶和激素敏感性脂肪酶的活性，导致脂肪合成加速。与此同时，胰岛素升高可以抑制激素敏感性脂肪酶的活性而诱发肥胖。

肥胖本身也会导致慢性压力的增加，因肥胖而导致心理障碍者往往承受着更多的压力，致使长期皮质醇水平更高。此外，肥胖者更容易患精神和身体疾病，进而导致慢性压力和皮质醇水平升高。

（三）压力型肥胖，我们该如何应对？

如何减少心理性压力因人而异。一是，要分析压力产生的来源。压力产生一方面是客观事物的存在，如过强的工作强度、人际矛盾或生活中其他困难；另一方面也取决于我们对事物的认识。二是，在调整心态时，外在方面重点要看什么方法或资源能帮助我们减轻外在事物对我们的影响，内在方面要调整自己的认识和看法。

总之，大家应尽快解除生活中的各种心理压力，尽量避免积少成多而引发慢性压力。除此之外，日常生活中我们可以利用运动、音乐、饮食等方法进行减压，也能取得较好的效果。

1. 保证充足睡眠

良好的睡眠习惯有助于体重管理，成人睡眠时间与 BMI、腰围及肥胖率呈 U 形相关。因此要规律睡眠，不熬夜。睡眠环境要安静，养成关灯睡觉的好习惯。

2. 适当低强度的有氧运动量

适量有氧运动能帮助调节心理和精神状态，同时还能改善睡眠。慢跑、散步、适当的家务劳动可以作为生活习惯长久地保持下去。不主张高强度运动，肥胖者的膝关节在大运动量的作用下，易发骨性关节炎。

3. 音乐疗法已经被证实能降低皮质醇水平

当我们感到有压力或者受到冲击时，可以通过听音乐、进行户外活动等放松心情，播放一些舒缓的音乐并让它来抑制体内的皮质醇，有助于压力释放。

4. 焦虑时千万不可"暴饮暴食"

肥胖者饱餐后会刺激下丘脑产生愉悦的感觉。推荐低碳饮食，因高碳水化合物饮食会引起胰岛素的升高，容易储存脂肪，同时还会刺激皮质醇的升高，容易让你感到焦虑，进一步导致肥胖。

5. 中医认为压力型肥胖属于肝胃失调型肥胖

由于精神紧张，导致神志不遂，肝失疏泄，气机不畅，脾胃运化功能减弱，聚湿成痰发为肥胖。肝胃同治，调肝健胃治本，化痰利湿消积治标，针灸疗法在压力型肥胖上能取得很好疗效。

6. 瑜伽倡导的冥想

冥想会使我们生理和精神压力得到释放，改善健康状况，提升人际关系，在使大脑得到休息的同时刺激迷走神经，从而降低皮质醇的分泌水平。

总之，肥胖有诸多原因，其中压力型肥胖的发生与心理因素、神经内分泌因素、环境因素、社会因素密不可分。慢性压力、皮质醇和肥胖三者可相互作用、相互促进，使机体陷入恶性循环的漩涡。

（周爱明）

参考文献

［1］GOLDSTEIN D S. Adrenal Responses to Stress ［J］. Cellular and Molecular Neurobiology, 2010, 30 (8): 1433-1440.

［2］NIEMAN L K. Cushing's Syndrome: Update on Signs, Symptoms and Biochemical Screening ［J］. European Journal of Endocrinology, 2015, 173 (4): M33-M38.

［3］TOMIYAMA A J. Weight Stigma is Stressful. A Review of Evidence for the Cyclic Obesity/Weight-Based Stigma Model ［J］. Appetite, 2014, 82: 8-15.

［4］Professional Practice Committee: Standards of Medical Care in Diabetes-2019 ［J］. Diabetes Care, 2019, 42 (Suppl 1): S3.

［5］李雪莹，葛宝和. 肝胃同治针刺法治疗压力型肥胖症 11 例 ［J］. 上海针灸杂志. 2005, 24 (8): 37.

第三节　　妊娠期肥胖

生活方式改变导致的肥胖人数越来越多，中国肥胖人口总数高居世界第一。近年来，"二孩""三孩"政策的全面放开，生育年龄逐渐攀升使得育龄期肥胖人群的比例相应增加。那么女性肥胖和生育能力有怎样的关系呢？

（一）女性肥胖对生育能力有影响吗？

女性 BMI 与生育能力呈依赖性正相关，超重女性生育能力下降 8%，肥胖者下降达 18%。因此，鼓励肥胖的不孕患者计划怀孕前积极减重至 BMI 正常或接近正常。多囊卵巢综合征是最常见的妇科内分泌疾病之一，患者多以不孕就诊，主要表现包括月经失调、雄激素过量和肥胖。多囊卵巢综合征病因不明，其糖脂代谢紊乱的发生率高达 50%，能量摄入过量和膳食结构不当在多囊卵巢综合征的发生、发展中起重要作用。

目前无有效的治愈方案，以对症治疗为主，对肥胖型多囊卵巢综合征患者，减重可恢复排卵性月经周期并减少代谢风险，从而恢复生育功能。因此饮食控制、运动和行为干预是多囊卵巢综合征患者首选的基础治疗，可有效改善肥胖多囊卵巢综合征患者健康相关的生活质量。

（二）孕前肥胖与孕期疾病有什么关系？

妊娠期肥胖的定义尚未标准化。孕前肥胖和孕期体重过度增长，是发生母胎并发症的独立危险因素。相关并发症包括流产、先天异常儿、肺动脉栓塞、巨大儿，分娩并发症包括器械助产、肩难产、紧急剖宫产、产后出血、静脉血栓形成、麻醉并发症和伤口感染等。

一项大样本研究表明，无论孕期增重情况如何，孕前肥胖者妊娠期高血压发病率是孕前正常体重的 2.9 倍，肺动脉栓塞发病率是正常体重的 2.7 倍。孕期体重增加过多导致肥胖还与产后抑郁症的发生相关。国外指南推荐，对 BMI≥30 或 BMI≥27 且至少伴有一种与体重相关合并症的肥胖人群，应该考虑药物治疗。对于 BMI≥40 的肥胖人群和有并发症 BMI≥35 女性，若孕前通过其他措施减重失败可选择外科手术治疗，即力求在孕前将体重控制在正常范围。减重手术可使孕前肥胖女性罹患妊娠期高血压及糖尿病的风险大大降低。但是，对于接受减重手术的不孕女性，建议减重术 1~2 年后怀孕，如减重术后 1 年内妊娠，需密切注意营养状态，预防营养缺乏及复胖。

因此，为了有效地避免和减少不良妊娠结局的发生，管理和干预孕前 BMI 是预防妊娠期并发症的重要环节，肥胖和超重的育龄期女性应在孕前积极减重，将 BMI 水平控制达标后再怀孕。

（三）对健康和疾病发育起源理论的认识

女性肥胖会导致不孕，孕前肥胖与诸多不良妊娠结局相关联。更要提醒大家的是，在不良妊娠结局中对子代成年后患病风险的影响不容忽视。妊娠期肥胖后代将来出现认知障碍、注意力集中障碍及儿童和青少年时期精神疾病的风险增加。

健康和疾病的发育起源理论告诉我们，在日新月异、飞速发展的社会生活中，出生前的事件和儿童期环境因素通过与个体基因相互作用，可以不断修饰、改变着来自我们祖先留下的健康印记，进而导致成年患病风险的增加。人类在早期发育过程中，包括胎儿、婴儿、儿童时期，即生命最初 1000 天，经历的不利因素包括营养不良和营养过剩，这会让组织器官在结构和功能上发生永久性或程序性改变，导致成年期心血管、内分泌、代谢等系统疾病，以及精神行为异常的发生。

如前所述，肥胖孕妇是妊娠糖尿病高风险人群，此类孕妇宫内环境处于不良状态，而子代在发育早期，器官分化迅速，对环境更加敏感。古话说"母健则子壮"也是这个道理。因此，作为医务工作者，不仅要关心母亲分娩时的安全，更要关注未来人口的质量。

（四）怎样做好孕期体重管理？

2018 年国家卫生健康委员会对《妊娠期妇女体重增长推荐值》这一卫生行业标准公开征求意见中推荐了新的不同体重的单胎孕妇妊娠期增重标准，建议孕前低体重（BMI<18.5）、正常体重（18.5≤BMI<24.0）、超重（24.0≤BMI<28.0）和肥胖（BMI≥28.0）孕妇的妊娠期增重范围分别为 11.0~16.0kg、8.0~14.0kg、7.0~11.0kg 和小于 9.0kg，与我国之前一直采用的美国医学研究院 2009 年推荐的孕期体重增长标准比有所调整。孕前体重低的比孕前体重高的可适当多增加部分体重，一般建议早孕期 3 个月体重增长不超过 2kg。

国外一项问卷调查表明，过半的肥胖孕妇及近半的超重孕妇高估了自己妊娠期适宜的体重增长值，并且对孕期体重增长过多导致妊娠不良结局的风险知之甚少。在我国也存在着女性孕期的体重增长均值呈逐渐增高趋势。我们该如何做好孕期体重管理？有一些简单的办法可以实施，如确定孕期目标体重、饮食管理、适当运动、监测体重及保证足够睡眠等。

①孕妇要按照孕前 BMI，制定相应孕期体重增长的目标。从孕中期开始，每周测一次体重，每天在同一时间监测；孕晚期增加监测频次，以约束自己。

②在营养需求方面，《中国居民膳食营养素参考摄入量（2013 版）》提出，18~49 岁女性轻体力活动者，每天能量需要量约 1800kcal，中体力

活动者大约为 2100kcal。论是轻体力、中体力还是重体力活动，孕前体重正常者在孕早期、孕中期、孕晚期每天额外增加的能量均为 0kcal、300kcal 和 450kcal。正常 BMI 女性孕期体重增加约 12kg，足月出生新生儿平均体重为 3.3kg 为理想数据。人体每天的膳食结构包括碳水化合物、脂类、蛋白质、维生素和矿物质及膳食纤维。孕前低体重女性孕期建议摄入较多的能量，孕前较高体重的女性要控制孕期能量摄入。这里要提一下食物交换份，能够提供 90kcal 能量的各类食物重量叫作一个食物交换份。如 200g 苹果、1 个鸡蛋、160g 牛奶、75g 熟米饭、35g 面包、75g 核桃仁都是一个食物交换份，不同食物之间可以相互交换，通过每天总能量算出食物交换份的份数，再合理分配到各餐当中，并做到均衡饮食。建议请营养师根据个人状况，以及是否患有高血压及糖尿病、是单胎抑或双胎制订详细饮食计划并形成习惯加以保持。一般认为，营养干预比运动更有效，因此营养干预需贯穿整个孕期。

③在运动管理方面，鼓励孕前进行规律运动的肥胖妇女根据身体状况及能力保持或调整运动方案。经常久坐的肥胖孕妇建议进行适度的运动，一般目标心率控制在 120 次/min。建议由产科医生评估排除孕期运动禁忌证，每天进行至少 30min 中等强度的有氧运动。孕期锻炼的绝对禁忌证有胎膜破裂、先兆早产、前置胎盘、子痫前期、宫颈功能不全、胎儿宫内生长受限、高危多胎妊娠、未控制的 T1DM 和高血压等。锻炼项目可选择散步、游泳、孕妇瑜伽、固定式单车、阻力训练等，建议孕妇每天步行 11 000 步。运动中呼吸平稳，能正常交流，如果感到气喘、说话费力、头晕目眩则要停止运动。

④良好的睡眠习惯有助于体重管理。有些孕妇因为对分娩的诸多不确定因素而产生焦虑，或者因孕晚期身体的不适加重而影响睡眠。每天睡眠时间长期小于 6h 或大于 9h 与糖尿病和糖耐量受损有关。要保证充足的夜

间睡眠时长（7~8h），提倡夜间 22：00~23：00 入睡，这样有利于肥胖的防治。心理研究人员发现，通过调整睡眠还可以改善产后抑郁人群的情绪。

因此，孕期体重的管理是需要从多方面着手并持之以恒，特别需要指出的是，除了体重增加的总量，体重增加的时机也很重要。有证据表明，孕中期以前的体重增加控制对肥胖女性更有益。不论孕前 BMI 水平如何，妊娠早期增重过多与肺动脉栓塞发生率显著相关，因而早、中孕期体重管理十分重要。

（五）产后体重管理重要吗？

妊娠期肥胖管理从孕前开始，并且要持续到产后。产后 6 个月内恢复孕前正常体重，可以降低日后继发肥胖的危险。建议产后逐步减重，争取做到每周减重 0.5kg。

健康饮食、规律锻炼和产后哺乳可以促进产后体重的持续下降。乳汁分泌可消耗在孕期储存的脂肪，有利于乳母体重的尽快复原，哺乳时间越久，产后体重降低幅度越大。产后 6~8 周开始每周进行 4~5 次有氧运动，不会影响乳汁分泌，并且可促进乳母心血管健康、减少产后抑郁的发生，如散步、慢跑等，一般从每天 15min 逐渐增加至每天 45min 并养成习惯。《中国居民膳食营养素参考摄入量（2013 版）》中提出，产后前 6 个月乳母的额外能量需要量为每天 500kcal，6 个月后由于宝宝添加辅食，母亲泌乳量减少，体重不再继续下降，应适当减少额外补充的能量值，断奶的乳母则不再考虑能量的额外补充。

总之，女性在孕前、孕期和产后保持在健康体重范围内，可以显著降低日后发生肥胖、T2DM 和心血管疾病的风险及对子代远期的不利影响。

224

（陆　薇　周爱明）

参考文献

[1] 中国超重/肥胖不孕不育患者体质量管理路径与流程专家共识编写组. 中国超重/肥胖不孕不育患者体质量管理路径与流程专家共识 [J]. 中华生殖与避孕杂志, 2020, 40 (12): 965-969.

[2] 宋智敏, 程琰, 张庆英, 等. 肥胖与妊娠期糖尿病 [J]. 中华围产医学杂志, 2020, 23 (2): 131-133.

[3] 桂顺平, 漆洪波. 《2019 SOGC 妊娠期肥胖管理指南》解读 [J]. 实用妇产科杂志, 2020, 36 (3): 195-196.

第四节　　药物性肥胖

（一）什么是药物性肥胖？

顾名思义，药物性肥胖是指一些人因为使用药物引起的身体异常肥胖。这是一种与用药目的无关的副作用，也称药物不良反应。这种由于药物不良反应导致的肥胖，也称药源性肥胖。

体重是由调节能量平衡的复杂机制决定的。许多神经递质系统作用于相应的下丘脑核，是调节体脂肪存储的关键。大多数能够改变体重的药物都会干扰这些神经递质系统，这可能与有关药物的种类及剂量有关。许多药物会使体重增加，但大部分只是暂时地增加体重。例如，常见的大部分糖皮质激素类药物、传统口服避孕药和少数心血管疾病治疗药等，在使用过程中会引起体重增加。其中，有些药物由于其药理作用可以使水分滞留在体内，造成水肿而使体重增加；有些药物能促进食欲，使用药者进食量增加而导致体重增加。多数患者在停止用药后，体重能较快地恢复正常。

第七章　特殊类型肥胖的预防和处理

225

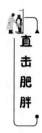

此外，任何疾病在药物治疗过程中，随着病情的改善往往伴随着体重的增加，不一定与药物因素有关。例如，甲亢患者比较突出的表现往往是消瘦，这是由于甲亢使机体的新陈代谢加快，分解代谢多于合成代谢，导致体重减轻。很多甲亢患者经过一段时间常规药物治疗后，随着甲亢病情的逐渐好转，体重会逐渐增加，可以恢复到病前正常水平，有的可超过正常体重范围。

幸运的是，一些会使体重增加的药物，有时只是用于短期治疗，体重增加有限。然而，当这些药物用来治疗慢性病时，由于需要长期使用，引起患者体重异常增加才会造成真正的肥胖。所以，实际上临床由于药物引起的异常肥胖患者并不多，大约只占肥胖症的 2%。这些由于用药引起体重异常增加而导致的肥胖，可能会给患者带来困扰和健康风险。

药物引起的体重增加导致肥胖的临床意义，可以通过体脂量测试进行评估，即采用 BMI 作为评价指标。如果有人测试的结果为 BMI ≥ 27，则提示他（她）存在相当大的健康风险，甚至可能与其日后罹患心血管疾病、T2DM 或癌症等疾病的风险有关。更现实的是，肥胖经常引起严重的心理社会问题。体重异常增加可能成为导致许多患者不遵守疾病治疗方案的主要原因。

因此，如果有人体重异常增加或 BMI 测试结果超过公认的标准，就应该采取行动，通常包括进行营养咨询和体育锻炼。如果他（她）由于治疗慢性病正在长期服用药物或准备服用药物，进一步的行动是寻求专科医师或药师的帮助，以便尽可能规避使用可能引起体重增加的药物。

（二）哪些药物可导致肥胖？

1. 抗抑郁药

一些抗抑郁药物会引起体重增加。体重增加程度与药物种类有关，并可能与药物使用的剂量和持续时间有关。厌食和体重减轻是抑郁症常见的两大症状，因此有人认为在服用抗抑郁药物期间，随着抑郁症状的改善，患者体重的增加仅仅代表病前体重的恢复，是抗抑郁治疗反应的积极信号。然而，有报道称，三环类抗抑郁药治疗 2~6 个月，有的患者体重会增加 15~20kg。体重增加可能严重影响患者用药的依从性。有研究发现，48% 的患者由于体重变化而停止治疗。三环类抗抑郁药能直接作用于下丘脑，通过阻断突触前神经元对去甲肾上腺素的再摄取，提高神经元突触内肾上腺素的供应，同时会减弱 5-羟色胺介导的信号转导。这些药理学作用可以改善患者的抑郁症状，并可能会促进对碳水化合物的渴求，从而增进食欲，增加体重。

有趣的是，选择性 5-羟色胺再摄取抑制药，如氟西汀、氟伏沙明、齐美利定、舍曲林曲唑酮、西酞普兰等，可以降低食欲和增加 BMI。与三环类抗抑郁药相比，同样对改善抑郁症状有效，但通常不会导致体重增加，甚至有时会导致抑郁症患者体重下降。

2. 抗精神病药

长期服用抗精神病药的患者往往伴随着体重的增加，通常比抗抑郁药引起的体重增加更明显。不同药物诱导体重增加的程度差异很大。临床发现，氯氮平常见的副作用包括食欲增加和大幅度增加体重。

有临床研究报道，21 例精神分裂症患者接受氯氮平治疗 16 周，体重平均增加 7kg，最大增加量达 22.5kg。氯丙嗪治疗过程中出现体重增加呈剂量依赖性，即随着用药剂量的增加，体重增加的副作用更明显。但在研究氯氮平对体重的影响时，则没有观察到这种关联。奥氮平致体重增加的发生率，成人为 22.2%～64%，青少年为 40.6%～89%。利培酮也可引起食欲旺盛和体重增加。

3. 锂盐

碳酸锂主要用于治疗躁狂症，对躁狂和抑郁交替发作的双向情感性精神障碍有很好的治疗作用和预防复发作用，也用于治疗分裂-情感性精神障碍。体重增加最终导致肥胖是长期锂治疗最常见的副作用之一。据报道，长期接受锂治疗的患者约 65% 受到肥胖的影响。这些患者通常在 6～10 年内平均体重增加 10kg 以上，甚至有的患者体重增加多达 28kg。锂引起的体重增加的原因包括口渴多饮、水和钠潴留导致水肿、增加食物摄入量、降低代谢率和能量消耗。

4. 糖皮质激素类药物

糖皮质激素类药物用于治疗过敏性与自身免疫性炎症疾病、结缔组织病，如风湿病、类风湿关节炎、红斑狼疮、肾病综合征等，往往需要长期给药，体液潴留、食欲旺盛及体重增加是最常见的副作用。此类药物在治疗疾病的同时能刺激胃酸分泌，增加食欲，其副作用主要与脂代谢失常有关，其主要成分皮质醇能促进蛋白质、脂肪分解及肝糖原增多，血糖增高。且皮质醇可让脂肪重组，在减少四肢脂肪的同时，促进了腹部和肩胛间脂肪的积聚。大剂量长期应用激素类药物还可促使皮下脂肪分解而重新分布在面部、上胸部、颈背部、腹部和臀部。

例如，有文献报道，每日服用泼尼松治疗风湿性多肌痛 1 年，50% 以上患者的体重增加了至少 2kg（最多达 13kg）。糖皮质激素类引起患者体重增加的主要特点是躯干（如纵隔）脂肪贮量增加，而外围（如大腿中部）脂肪贮量则正常或增加，典型者表现为满月脸和向心性肥胖。常见的糖皮质激素类药物包括地塞米松、泼尼松、泼尼松龙和甲泼尼龙等。此外，糖皮质激素类药物采用隔日给药方案可以减少每日给药方案引起的肥胖。

5. 口服避孕药

口服避孕药一般由一定配比的雌激素和孕激素组成。在较高剂量时，雌激素和孕激素都能增加体脂，导致发胖。为了减少避孕药的副作用，近年来生产的新型口服避孕药基本都采用了低剂量的天然的雌激素和孕激素类似物。与过去的"老式"避孕药相比，新型口服避孕药几乎不引起水钠潴留。有研究资料显示，服用新型避孕药的女性和未服用避孕药的女性相比，体重不仅没有增加，而且有的还有所减轻。不过，服用避孕药最好还是需要请专科医生进行评估，并严格遵照医嘱服用。

6. 抗癫痫药

癫痫是一种以自发、反复发作为特征的神经系统疾病。药物是治疗癫痫的最主要手段，癫痫患者需要长期服用药物来控制癫痫发作。

丙戊酸钠是最常用的广谱抗癫痫药，体重增加是其最常见的副作用之一。丙戊酸钠导致体重增加的个体差异较大，因持续用药的时间不同，有的可达 15~20kg。该体重增加似乎与患者的年龄、性别、预处理体重及丙戊酸钠用量无关。此外，体重增加超过 15kg 的患者，要考虑可能会面临健康风险。体重异常增加往往会导致停药。

与丙戊酸钠相比，卡马西平引起的体重变化的报道较少。临床曾发现，在为期 3 个月的卡马西平用药过程中，有的患者体重增加了 15kg，但停药后体重逐渐下降到治疗前水平。尽管卡马西平治疗过程中可因抗利尿激素样作用而引起浮肿、体液滞留，但脂肪沉积才是导致体重增加的主要原因。

奥卡西平为新型抗癫痫药，其内分泌与代谢系统的副作用也可引起体重增加，在儿童的发生率（15.4%）高于成人（1%~2%）。

7. 胰岛素和口服降血糖药

胰岛素治疗已被证明可以增加糖尿病患者体重，无论是 T1DM 还是 T2DM 患者。接受强化胰岛素治疗的患者比接受常规胰岛素治疗或口服降血糖药治疗的患者更容易增加体重。有报道称，强化胰岛素治疗导致的体重增加可能是由于胰岛素诱导的碳水化合物、脂肪和蛋白质分解代谢缺陷的逆转和减少了无效的代谢循环。

临床应用的胰岛素制剂品种很多，尽管可能有的新型胰岛素类制剂与传统制剂相比，增加体重的副作用有所减轻，但是不论使用哪一种胰岛素类制剂，随着服用时间的延长，均难免导致患者体重有所增加。尤其是对于肥胖型糖尿病患者，因为体重较大，通常需要使用较高剂量的胰岛素，很容易又进一步导致体重增加，恶性循环会给治疗带来不利的影响。

口服降血糖药中，磺酰脲类的作用机制是通过与相应的受体结合，促进胰岛 B 细胞分泌胰岛素而发挥降糖作用。因此，这类药物属于所谓的胰岛素促泌剂，最常用于治疗 T2DM。如胰岛素、磺酰脲类降血糖药常见的副作用之一是引起患者体重增加。通常，连续服用 3~12 个月，可以观察到患者体重增加，但增重幅度一般不超过 5kg，主要影响体脂肪。

目前，临床上使用的罗格列酮和吡格列酮，属噻唑烷二酮类抗糖尿病药。这类药物可以增强人体内胰岛素敏感性，促进胰岛素充分利用而有效地控制血糖，故也称为胰岛素增敏剂。这两种药物可以促进皮下脂肪的生成，同时也有水钠潴留副作用，从而导致体重异常快速增加，且这种影响呈剂量和时间依赖性。

8. 其他药物

氟桂利嗪兼具组胺 1（H_1）受体阻断和钙通道阻滞作用，适用于偏头痛的预防性治疗和前庭神经功能混乱引起的眩晕的对症治疗等。该药的副作用包括进食量和体重增加，呈剂量依赖性。有资料显示，氟桂利嗪可使70%以上的患者增加食欲。据报道，每天服用氟桂利嗪 10mg，在 2 个月的治疗过程中，患者平均增加体重 4kg。

普瑞巴林、加巴喷丁适用于神经病理性疼痛的治疗，常用于带状疱疹后神经痛，二者均有使体重增加的副作用。还有许多其他常见药物，在药品说明书中列有常见或偶见体重增加的不良反应，如他莫昔芬、地屈孕酮、特拉唑嗪、地氯雷他定、美托洛尔、左乙拉西坦、艾司奥美拉唑、塞来昔布。

口服降压药（如美托洛尔、普萘洛尔），也会促进体重增加，其副作用主要是引起水钠潴留，导致人体水肿而增加体重。

（三）如何应对药物性肥胖？

前面提到，药物性肥胖是由于药物的副作用产生的。许多药物可引起体重增加，严重者则导致肥胖。肥胖不仅给患者带来心理问题，还可能构成健康的风险因素。因此，无论医生、药师还是患者，意识到药物可能会增加体重是非常重要的。如何应对药物性肥胖，也是值得大家关心的问题。

医生和药师应该熟悉常见药物诱导肥胖的风险，特别是对于那些已经存在体重问题的患者，重要的是告诉他们体重增加可能是某些药物治疗的副作用。根据一般规则，已知容易导致体重增加的药物，不应该用于已经存在体重风险的患者。此外，过去曾导致特定患者体重明显增加的药物，不应再为该患者开出相同的处方，除非某些疾病的治疗无其他最佳选择。

肥胖症好发人群包括家族性肥胖病史者，进食过多、热能消耗过少者，患有内分泌紊乱或代谢障碍疾病者。医生应当尽可能避免为这些患者选择前面提到的容易诱导体重增加的药物。例如，磺酰脲类降血糖药由于会导致体重增加，因此不适用于肥胖型糖尿病患者。但第二代磺酰脲类降血糖药对体重的影响相对较小，格列齐特甚至有降脂减肥功效。当然，医生会考虑这种有益效果应该与其他可能的不利影响及治疗效果较差的风险相平衡。患者一定不能道听途说而随意更改药物治疗方案。

对于关注肥胖的患者而言，正确地认识药物性肥胖及相关应对措施，很有必要。一般说来，只要停止应用导致肥胖的药物，肥胖情况就会改善。问题是很多疾病的治疗不能随便停药。例如，甲亢患者发胖有两种情况，一种是药物治疗前就胖，一种是药物治疗后发胖。有的患者，包括个别青年女性和儿童患者，在甲亢发病早期，可能分解代谢尚未超过合成代谢，或两种代谢处于动态平衡阶段，表现为"胖甲亢"现象。但当病情进一步发展，能量消耗多于合成时，体重就会逐渐减轻，表现出消瘦特征。一般地，甲亢患者经过常规药物治疗，病情控制好之后，减轻的体重会逐渐恢复，不少人可超过病前的体重水平。这属于正常现象。而且，治疗甲亢不能轻易停药，否则会出现病情反复。长期应用糖皮质激素、抗抑郁药、抗精神病药、抗癫痫药等治疗的患者，即使疾病得到了良好的控制或出现肥胖及其他不良反应，在考虑是否采取减量、停药或替换药措施时，均需经过专科医师的评估后才能作出决定。

药物性肥胖患者，除了考虑药物因素以外，还可以采取科学的减肥计划，如严格控制饮食、加强体育锻炼并持之以恒是预防和治疗体重增加的重要措施。日常饮食结构方面，多摄入低脂、富含蛋白食物，多吃粗粮、富含维生素和纤维素的果蔬，少吃精加工的面食，要戒除饮料、油炸食品、所有零食和甜食。体育锻炼以有氧运动为主，如跑步或球类运动。如果体重太大，也可以选择游泳或骑车等。通过运动消耗食物，防止脂肪囤积，促进能量代谢，并且贵在长期坚持。此外，药物性肥胖患者也不要盲目服用减肥药物，必要时可以咨询医生和药师。

（王长连）

参考文献

［1］PIJL H, MEINDERS A E. Bodyweight Change as an Adverse Effect of Drug Treatment：Mechanisms and Management ［J］. Drug Safety, 1996, 14（5）：329-342.

第五节　老年性肥胖

老年性肥胖是指 60 岁以上老年人出现或存在的肥胖，主要是因为机体脂肪细胞数量增加或体积肥大使体内脂肪堆积过多和/或分布异常，而体重超过标准体重的 20% 的病理状态。同时由于肥胖合并 T2DM、高血压、血脂异常等，所以它又是一个慢性代谢异常的综合征。

（一）老年性肥胖的病因与特性有哪些？

老年性肥胖有多种病因，包括遗传、中枢神经系统及代谢因素等，一位患者可有几种因素同时存在。近 30 年来，由于社会文明及经济发展，老年人生活方式发生了巨大的变化。体力活动减少，饮食结构西方化，食物中饱和脂肪酸增加，纤维素减少，城市化带来的生活压力造成营养失衡及内分泌功能紊乱等，最终导致老年人肥胖。

病因不同，肥胖症临床表现不同。继发性肥胖症的患者有原发病的临床表现。单纯性肥胖表现因脂肪组织块的分布有性别差别，通常男性脂肪主要分布在腰部以上（苹果型），女性型脂肪主要分布在腰以下，如下腹部、臀、大腿（梨型），苹果型体型者发生代谢综合征的危险性大于梨形体型者。

老年人肥胖症患者可因体型而有自卑感、焦虑、抑郁等身心相关问题，而在行为上则可引起气急、关节痛、水肿、肌肉酸痛。由于体力活动减少，进一步加重肥胖并引起代谢综合征。伴随免疫功能低下，大肠癌、胆胰系统癌等恶性肿瘤发病率上升，女性乳腺癌、子宫内膜癌和男性前列腺癌的发病率更高。

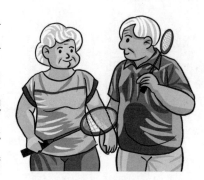

■ **老年性肥胖**

（二）临床如何诊断老年性肥胖？

老年性肥胖的诊断需要将单纯性肥胖与继发性肥胖鉴别诊断。继发性肥胖常见库欣综合征、甲状腺功能减退、下丘脑综合征、胰岛素瘤等，水钠潴留肥胖症常合并相应症状。

（三）采取什么治疗对策？

老年人肥胖症的治疗目标是减轻多余的体重。控制体重的策略包括改变膳食，增加体力活动，改善生活习惯和观念。治疗上强调以行为、饮食治疗为主的综合治疗，使患者自觉地长期坚持，且不应依赖药物，以避免副作用。

1. 常规治疗

治疗肥胖症首先从改变生活方式着手，其中包括调整饮食、增加运动及合理地用药。

（1）行为疗法

应逐步推广。除由内科医生、心理学家、营养医师和护士组成指导小组外，还应取得家庭配合，指导患者制订计划，改变进食行为，并定期检查执行计划的效果。除计划吃什么外，还应注意进食方式和环境，如增加咀嚼次数，减慢进食速度，并在疲乏、厌烦、抑郁期间进食时克服冲动。

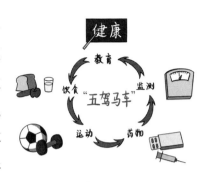

■ 改变生活方式

（2）饮食疗法

合理的饮食是防治老年人肥胖症的重要措施之一，营养过剩或"饥饿疗法"对老年人肥胖症都是不利的。必须加强对老年性肥胖患者及危险人群的饮食管理与指导，提高患者的主动参与意识，避免盲目追求西方式的生活方式，纠正错误的营养观念及某些模糊认识，坚持老年性肥胖患者的营养饮食治疗基本原则。①保证各种营养素的平衡和代谢的需要，既要使老年性肥胖者获得正常人的生活待遇，又要保持正常或标准体重，维持健康和正常工作。②根据患者的肥胖程度及劳动强度确定总热量，肥胖或超重者以低热量饮食每天 1000~1400kcal 为宜，并主张总热量的限制要逐渐进行，体重降低不宜过快过猛，否则患者难以忍受与坚持。③饮食结构的合理搭配。在确定总热量后，对三大营养成分及纤维素进行合理的搭配。目前WHO 主张，在总热量限制的前提下，适当放宽碳水化合物的比例，饮食中碳水化合物可占总热量的 55%~65%，主要选择复合碳水化合物及富含可溶性食物纤维素的碳水化合物，如豆类、小麦、大米、根茎类及硬果类等。并提倡高纤维素饮食，这些高纤维素虽属多糖类食品，但产生热量很低，对胰岛素的分泌几乎无作用。高纤维素饮食可通过延缓和减少葡萄糖在肠道的吸收，缓解和减轻胰岛素抵抗，增加胰岛素敏感性，同时降低血脂及减肥。

总之，老年性肥胖患者的饮食必须注意营养平衡，饮食结构应多样化，以植物性食品为主，适当限制蛋白质，严格限制脂肪、酒类及含糖饮料，提高纤维素饮食，降低食盐摄入量。

（3）运动疗法

运动也是肥胖患者的重要减肥措施之一。长期坚持适量运动，可增加脂肪细胞酶的活性，加速脂肪分解，具有良好的减肥作用。同时还可增加胰岛素受体数目，提高胰岛素敏感性，改善胰岛素抵抗，对肥胖合并T2DM 或高脂血症的患者有助于降低血糖、纠正脂代谢紊乱，预防或延缓并发症的发生与发展。运动疗法适用于所有单纯老年性肥胖患者。运动形式因人而异，个体差异很大。必须根据患者的年龄、体质、个人生活或运动习惯、社会、经济、文化背景等不同而酌情选择，如快步行走、太极拳、体操、爬楼梯、平道自行车及轻微的家务劳动等低强度的运动适用于年龄大、体质较差的患者，慢跑、擦地板、登山、各种球类及较重的体力劳动等中度强度的运动则适用于年龄较轻、体质较好的患者。

运动量是运动方案的核心，运动量的大小取决于运动强度和时间，在拟定和实施运动计划的过程中，必须遵循个体化差异、肥胖程度，由轻到重循序渐进的原则进行。应先从低强度运动开始，运动时间为 5~10min，当患者自我感觉良好并能持续适应运动的情况下，逐渐进入中等强度的运动 20~30min，长期坚持。BMI ≥30 或中、重度肥胖者，每天运动可进行中等甚至高强度的运动，每周运动热量消耗至少 900kcal 减肥作用最好。在整个运动过程中及运动后要重视患者的自我感觉，当发生严重呼吸费力或胸前压迫感，头晕、眼花、出大汗、面色苍白等现象或不能耐受运动者应立即停止运动。

对有文化或训练有素的肥胖患者，应进行必要的运动知识教育，帮助患者学会测量运动前及运动中的脉率，尤其要记录静息脉率，即晨间起床前安定状态下的心率，以及运动中的最快脉率。

（4）药物疗法

老年性肥胖伴有胰岛素抵抗或糖耐量异常者，如能长期坚持饮食及运动治疗，常可有效控制体重，在降低胰岛素抵抗的同时，还可以改善或部分逆转糖耐量异常。一般不主张应用减肥药物。但是，对于肥胖患者经合理的饮食、运动治疗未能达到满意控制者，仍可考虑选择药物辅助治疗。药物治疗只能作为膳食控制与运动治疗肥胖的辅助手段，在下列情况时可加用药物治疗：饥饿感明显或食欲亢进导致增重；有糖耐量减低、血脂异常和高血压；有严重骨关节炎等并发症。

2. 减重手术

肥胖及相关代谢性疾病已成为降低老年性肥胖患者生活质量的主要危险因素。由于保守治疗的方法疗效难以达到，且难以持久，因而减重手术是目前唯一安全有效持久的治疗措施。但对于老年性肥胖患者，手术减重并未在国际、国内达成一致。尽管回顾性研究证实减重手术对老年患者安全有效，其评价指标包括体重、合并症缓解、生活质量改善等，但目前能获得的指南仍然将患者年龄上限设为 65 岁。但笔者认为，随着前瞻性研究的开展、观念的进步、手术技术的成熟、外科手术经验的积累，减重手术将来可以作为老年性肥胖的有效治疗手段。

（谢光伟）

参考文献

［1］WITTGROVE A C, MARTINEZ T. Laparoscopic Gastric Bypass in Patients 60 Years and Older：Early Postoperative Morbidity and Resolution of Comorbidities ［J］. Obesity Surgery, 2009, 19：1472-1476.

［2］DORMAN R B, ABRAHAM A A, AI-REFAIE W B, et al. Bariatric Surgery Outcomes

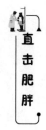

in the Elderly: An ACS NSQIP Study [J]. Journal of Gastrointestinal Surgery: official journal of the Society for Surgery of the Alimentary Tract, 2012, 16 (1): 33-44.

[3] BAMMER T, HINDER R A, KLAUS A. et al. Safety and Long-term Out-come of Laparoscopic Antireflux Surgery in Patients in Their Eighties and Older [J]. Surgical Endoscopy, 2002, 16: 40-42.

第八章

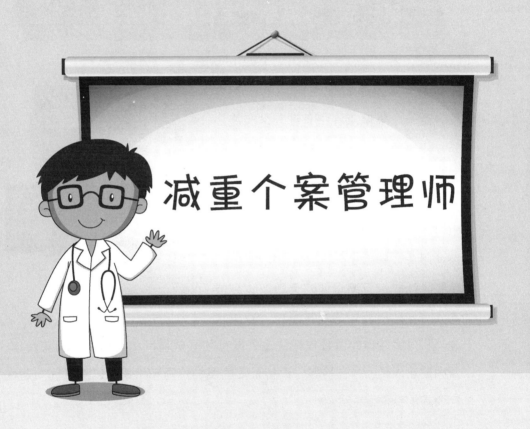

减重个案管理师

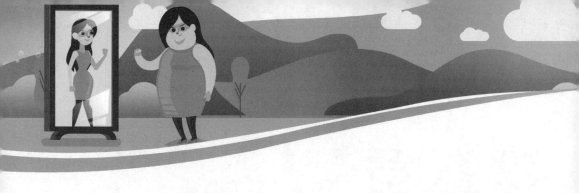

个案管理是管理性照护的一种方法，是一个集健康评估、计划、实施照护、协调与监测等于一体，以个案为中心，经由个案管理师负责协调与整合各专业人员的意见，在合理的住院天数内提供符合个案需求的整体性、连续性的照护服务，是重视目标导向和结果导向，希望降低成本及缩短住院天数以达到成本效益与品质兼顾的照护系统。减重代

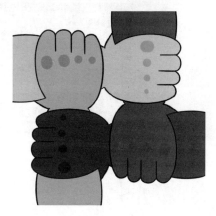

■ 协调与合作

谢外科个案管理的照顾模式注重各医疗团队成员间的沟通、协调与合作，共同解决问题、作出决策、评价个案的照护过程和结果，以及共同负起医疗照护的责任。

（一）个案管理师有哪些工作职责？

对减重手术的患者从入院、住院、出院和出院后在院外的全面、协调的个体化的护理，包括对患者的入院介绍，生理、心理、家庭全面护理评估、患者一般资料收集，病情观察与监测，执行治疗、基础及专科护理措施，提供针对性的健康教育，出院指导及出院后随访复诊、资料的收集和整理，疑难问题的解答和处理，家属的教育，以保证患者健康地减重、降糖，减少减重带来的并发症的发生率，保证专业护理标准的前提下对自己的下级护理人员给予指导。

（二）岗位任职条件有哪些？

①身体健康，能胜任岗位要求、达到岗位标准的注册护士。

②个人品德好，能吃苦耐劳，有奉献精神、钻研精神、学习能力、开拓创新精神；关爱患者，有耐心，服务态度好。

③具有团队合作精神，良好的沟通和协调能力，能与其他科室和人员团结协作。

④接受院 N2 能级课程培训，熟练掌握本专科护理知识和技能，对减重工作充满热情；有临床管理病人意识，达到 N3 能级的主管护师。

⑤相关临床护理工作经验 10 年以上，有扎实的专业知识水平。

⑥具有思维清晰的表达能力，分析问题、解决问题及总结问题的能力。

⑦接受减重手术及代谢个案管理师专科课程培训，熟练掌握护理知识和技能。

⑧熟悉本专业领域的进展，能对我院本专科护理的现状客观分析，并有可行性计划改进所在领域的护理工作现状。

⑨有较强的教学培训能力、文献检索能力和科研能力。

（三）工作任务及工作质量考核标准

工作任务及工作质量考核标准见下表。

◆ **工作任务及工作质量考核标准**

工作任务及质量考核标准		评分要点	年基本分	3 年基本分
个人素质 15 分	患者满意度测评	≥95% 2 分；90%~94% 1 分；<90% 0 分	2	年累加
	同行满意度	≥95% 2 分；90%~94% 1 分；<90% 0 分	2	年累加
	科室护理人员年度考核排名	前三名 3 分；合格 2 分；不合格 0 分	3	年累加
	无投诉及护理差错	8 分；一次有责任地投诉/发生护理差错 0 分	8	年累加
	受到患者表扬	书面表扬 1 分；锦旗 2 分；上限 10 分	—	—
工作量 50 分	上午个案教育患者、填写各种量表，量取患者胸围、腰围、臀围、上臂围、大腿围，留取影像学资料		5	年累加
	周二上午做术后患者的复查		5	年累加
	本周下午电话预约下周二随访的患者回院复诊，对不能按时回来复诊的患者询问其相关情况，予以个性化的指引并指导其在当地医院复诊并回传报告存档		10	年累加
	周四上午配合医生进行减重患者胃镜检查		2	年累加
	查看患者复查检验报告，发现异常指标询问医生处理意见，将检查结果及时通知患者予以及时干预并追踪结果		8	年累加
	电话预约下周住院患者		2	年累加
	随时接受患者的电话咨询，热情接待到访患者并对咨询进行解答		5	年累加
	多元化患者教育的维护（QQ 群、微信群的维护）和个案管理数据库的记录		8	年累加
	减重支持协会的维护工作及患教活动开展		5	年累加

1. 入院前护理

对减重患者术前咨询、筛查负责。认真接听患者的咨询电话、热情接待到院咨询的患者、安排未入院患者及其家属术前同伴教育工作、从术前咨询开始即对患者进行初步的全面评估；做好患者的初步筛查工作，选取符合要求的患者，建立起良好的护患关系。

2. 住院中护理

根据减重代谢外科护理临床路径给减重患者提供实时、全面的检查及护理。

（1）对减重患者的睡眠暂停呼吸综合征问题负责

①白天做好患者的相关评估，对有喘憋症状的患者白天指导使用呼吸训练器，并为晚夜间的血氧监测和无创呼吸机的使用做好准备工作。

②做好交接班工作，指导晚夜班的护士晚夜间予以患者血氧监测，观察其晚夜间入睡时的血氧及睡眠情况，记录并汇报医生对症处理。

③指导使用无创呼吸机辅助呼吸。

④血氧监测和睡眠有异常的患者刺入应做好其数据分析，并汇报至主管医师处。

（2）对减重患者的皮肤、压疮、安全问题负责

主要处理超大体重患者行动迟缓、脑供氧不足、嗜睡、血糖异常、皮肤局部感染等临床问题。帮助患者清洁皮肤，予以局部用药，根据患者的情况采取合适的预防压疮的措施，加强安全防护，如晚夜间床栏的使用等。

（3）对减重患者心理状态问题负责

指导患者填写减重术前问卷，如有异常，联合心理科及早进行心理护理干预。

（4）对减重患者动态病情变化负责

对糖尿病减重患者异常血糖、高血压的观察及处理、对晚夜间出现问题的处理等。

（5）对减重患者术后饮食、活动等问题负责

对术后饮食、运动等相关问题进行持续性评估与管理，通过术后康复宣教，发放专科饮食活动手册、照顾卡等措施做好住院期间的生活指导工作。

3. 出院后护理

（1）建立减重患者档案资料

根据患者出现的并发症等情况，划分患者类别，并根据级别增加随访教育的次数，通过电话、微信、QQ 预约见面等方式与患者保持联系，追踪效果。

（2）对患者并发症预防措施的制定与落实及相关并发症的处理负责

①术后吻合口瘘、出血、溃疡等并发症的评估、预防和护理。

②术后常见并发症伤口脂肪液化、脱发、贫血、营养不良及复胖等问题的评估及护理。

③术后糖尿病患者血糖监测及用药护理。

④术后患者特殊时期的评估及护理，如 1 年内怀孕、发生其他重大疾病等。

⑤术后育龄妇女常见问题、多囊卵巢综合征、皮肤过度松弛和乳房下垂。

⑥指导患者术后对于以上常见并发症及相关问题的预见性自测。

4. 对中心的相关活动负责

根据减重中心的年度工作规划，制订媒体宣传、义诊沙龙和学会组织的学术交流等活动计划（计划活动 3 次以上，每次均安排媒体宣传提高医院专科知

名度及影响力)。

5. 临床改善推进工作

①对患者的出院后咨询负责。对即将出院的减重患者再次进行全面评估、掌握随访患者的情况；同时做好出院后的按时复诊，QQ 群维护，微信群维护工作（包括减重公众微信的内容推送、复诊相关检查传送、患者留言接听反馈及针对近一时段收集到普遍存在的共性问题予以统一答复和指导）。

②协助医院各科医务人员给减重患者提供全面的会诊治疗护理。

③协调及利用同伴教育模式对患者进行干预（术前探视、术中探望、术后建交），增加患者对减重外科手术疗效的认同，同时也增加患者手术信心。

④对患者及家属进行住院至出院后连续性教育，指导患者回家后进行自我管理，指导家属对减重患者治疗的配合、监督和管理，个案管理师应与患者和家属保持良好、有效沟通，对患者和家属进行住院及出院后连续性教育。

⑤为每个减重患者制订个性化减重指标计划表，通过多元化信息教育管理、监督患者的效果。

6. 学术科研方面

①学习本专业最新的知识，关注本专业新动态。

②减重手术调查问卷的设计及术后个性化饮食、运动和随访资料的制定。

③编写减重个案管理岗位、工作流程及规范并根据学科发展予以实时修订。

④做好院外减重外科进修同仁的带教及病房里本专业护士培训和带教。

⑤做好每年对专科相关领域的研究。

⑥协助做好学术会议和继续教育学习班等相关活动的承办工作。

（杨宁俐）

参考文献

［1］童亚慧，乔建歌，杨青敏. 个案管理模式的国内外研究现 ［J］. 护理学杂志，2014，29（13）：95-97.

［2］SMITH A C. Role Ambiguity and Role Conflict in Nurse Case Managers：An Integrative Review ［J］. Professional Case Management，2011，16（4）：182-196.

第二节　减重手术后随访注意事项

肥胖是因能量代谢失衡导致的一种慢性非传染性疾病。在众多的减重方法中，外科手术治疗是目前针对肥胖最有效的治疗方法。减重手术是治疗肥胖的攻坚战，是漫长减重之路的起点，术后良好的生活饮食习惯很大程度上影响术后的长期疗效。因减重手术后尚存在复胖等并发症的风险，所以减重手术后为患者制订规范的随访计划，督促患者坚持规律随访，指导患者术后养成良好的生活饮食方式，对预防手术后并发症，提高手术后疗效尤为重要。

（一）随访计划与注意事项

减重手术后部分患者由于依从性差，不遵从术后饮食、运动指导，且对减重手术疗效依赖程度过高，未能改变术前不良的生活饮食方式，导致术后出现营养相关并发症，减重疗效差。因此减重手术后应指导患者于术后1、3、6、12、24个月进行规律随访，此后每年随访1次，以助于预防手术后并发症，最大限度地提高和维持减重手术的疗效。

减重手术后随访需要有专人长期负责，多由减重代谢外科医师和减重个案管理师为主导，营养科、心理科和内分泌科医师等协作参与，共同完成。减重手术后随访方式有多种，可通过返院随访、电话随访、微信或相关 APP 等多种途径进行。为达到最佳的随访效果，建议术后 1 年内以返院随访形式为主。返院随访尽可能每周安排固定时间，安排患者熟悉的医护人员在病区内为患者提供温馨、方便、快捷的复诊。

随访过程中除了完善相关检查外，营养师与减重个案管理师应对患者进行 24h 饮食调查，评估患者的术后服药、运动、生活饮食方式，了解患者术后是否存在因液体摄入不足而导致脱水、头晕、便秘等问题，同时向患者讲清楚术后液体摄入不足的严重危害及其原因。评估术后患者的作息是否规律及零食、饮料摄入情况，讲解熬夜、吃零食、喝饮料对减重的影响。减重术后早期部分患者存在蛋白质、维生素摄入不足、跨阶段饮食、单一品种饮食、运动缺乏等情况，减重医师应给予指导与纠正，帮助患者选择既能满足术后营养需要，又适合患者口味的食谱、蛋白粉、维生素等。与患者一起讨论并选择患者能接受的运动方式与运动时间，制订运动计划及阶段减重计划，帮助患者突破减重瓶颈期，树立信心，提高减重手术的疗效。

减重手术对肥胖症及代谢性疾病的治疗疗效确切，术后患者饮食、服药及运动计划的执行有赖于术后随访计划的实施。各级医院减重代谢外科中心应重视术后随访管理工作，安排专人负责，为术后患者制订标准的复诊流程与复诊细则，并坚定地贯彻落实，为减重手术的安全与疗效保驾护航。

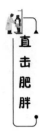
（二）减重手术后如何科学地进行饮食和营养指导？

减重手术术后由于胃容量及消化道结构发生了改变，容易导致患者术后早期不能适应，部分患者可能出现营养摄入不足、维生素缺乏、进食后呕吐、腹泻、便秘等问题，术后跨阶段进食甚至可能会导致更严重的问题。因此各减重中心应以营养学基础为指导，综合考虑外科手术，帮助患者制定规范的术后饮食指导，并长期追踪随访，监督执行。

1. 为确保饮食安全与有效减重，术后应告知患者的注意事项

①减重术后应严格遵循阶段饮食指导原则，从水→清流质→半流质→软食→普食逐步分阶段过渡，禁止跨阶段饮食。

②不可暴食，减重术后饮食强调定量进餐、少量多次、细嚼慢咽，粗纤维红肉需剁碎蒸烂后再食用，术后早期口服药物需溶于水中或磨碎后服用。避免因饮食不当导致消化道瘘及梗阻等风险。

③告知减重术后应戒烟酒，术后 3 个月内禁浓茶、咖啡、冰品。避免食用浓缩的甜食，如甜饮料、蜂蜜、冰糖、白砂糖、糕点、罐头等；避免高油脂食物，如油炸食物、肥肉、动物油汤、奶油甜点；避免饮用产气饮料，如可乐、雪碧等。

④宜采用"干湿分离"法进食，进食中途避免饮水、喝汤，可在用餐前后 30~45min 摄取液体。

⑤严格限制过量零食与饮料的摄入。

减重手术后的胃如同新生婴儿一样需要被呵护，术后 1 周内建议少量多次饮用温水，最初几天单次液体摄入量从每次 30~50ml 开始，逐渐缓慢加量，后期每小时维持在 150~200ml，每天总饮水量约 2000ml，以防止液体摄入不足导致的并发症。

术后第 1~2 周，清流质饮食，每次 30~50ml，每小时液体摄入 100~

150ml。可进食呈液体状态的食物，如米汤、面汤、鱼汤、冬瓜花甲汤、青菜汤、稀果汁、营养素等。注意无糖、无咖啡因、低热量、无渣饮食。优先喝蔬菜汤，高尿酸患者建议少喝荤汤、豆浆等。不可进食浓缩甜饮料、产气饮料及过冰、过烫、过酸、辛辣食物等。血糖高和糖尿病患者应选择无糖流汁。

术后第3~4周，半流质饮食，每日5~6餐，进食速度宜放慢，每餐进食时间至少半小时，切勿大口饮水和进食。可进食高蛋白饮品或稠的流质，稠的浓汤，如蒸鸡蛋、豆腐脑、酸奶、营养素、稀粥或米糊（糖尿病患者避免白米粥）等。

术后第5周至术后3个月，软食饮食，每天3~4餐，选择低糖、低脂肪无咖啡因的半流质和软质食物，等同婴儿食品。此阶段应告知患者选择食用软、烂易消化的食物，进食时注意细嚼慢咽，食物应充分咀嚼（每口食物咀嚼25~30次），将食物充分嚼成糊状再下咽，以防因食物过大而导致胃出口阻塞及呕吐等情况发生。避免食用不易嚼碎的烧烤肉类及牛蹄筋、鱿鱼须，以及粗纤维蔬菜如芹菜、韭菜等。食物可选择蛋白质类如鱼肉、鸡肉、虾仁、瘦肉泥、鸡蛋、牛奶、豆制品等，蔬菜水果类如水果泥、青菜泥、黄瓜、嫩南瓜、苦瓜、丝瓜、冬瓜、花菜、萝卜等，主食类如软饭、燕麦、米粉、面条等。

术后3个月以后，均衡低热量饮食，每日补充足量蛋白质，如牛奶、鸡蛋、豆制品及鸡肉、鱼肉、虾肉等。主食定量，可选择部分杂粮代替细粮，如荞麦面、燕麦面、玉米面的摄入。蔬菜、水果类宜品种丰富，保证足量维生素与矿物质的摄入。每日保证液体摄入量1500~2000ml。阶段饮食食谱见下表。

◆ 阶段饮食食谱

阶 段	数 量	频 率	阶段饮食持续时间	食谱举例
清流质	30~50ml	20min 进食	术后 15 天内	肉汤、米汤、面汤、淮山糊汤、鱼汤、青菜汤、过滤果汁
半流质	—	每日 5~6 餐	术后 15~30 天	蛋白粉、脱脂奶、浓汤、蒸鸡蛋、豆腐脑、酸奶、燕麦片、稀粥或米糊、土豆泥汤
软 食	—	每日 5~6 餐	术后 30~90 天	脂肪和糖含量低的食品，泥状食品、冬瓜、萝卜、黄瓜、番茄、肉泥、果蔬泥、片状鱼、麦片、面条、饺子、南瓜、虾丸、番茄炒蛋
普 食	—	1 日 3 次或适当加餐	术后 3 个月后	优质蛋白质、低脂肪、低热量均衡饮食

　　营养问题是减重手术后不容忽视的问题。手术后由于食物摄入总量减少，宏量营养素与微量营养素均存在摄入不足，且 LSG 后由于胃囊缩小、胃酸及内因子分泌减少，而影响了人体对铁和维生素 B_{12} 的正常吸收；LRYGB 后由于十二指肠旷置，易导致原本在十二指肠吸收的钙、铁、锌等维生素缺乏；BPD-DS 后由于胃大部及十二指肠与空肠上端旷置，导致在空肠近端吸收的铁、叶酸、维生素 B_{12} 及钙存在缺乏风险，术后腹泻易导致脂溶性维生素缺乏。若患者术后存在剧烈呕吐、不能进食等，应及时、全面评估有无消化道梗阻，并警惕有无发生水、电解质紊乱及韦尼克脑病，及时给予补液及营养支持治疗，避免产生营养相关并发症及不可逆的神经损害。因此在术后随访过程中减重外科医师需特别关注营养问题，对于育龄期妇女，为避免术后早期营养缺乏影响胎儿发育，应告知减重术后 1 年内避孕。

2. 减重术后营养素的补充

①脂肪的摄入：三大产能营养素中脂肪热量最高，应减少脂肪摄入，脂肪供能比占全日总能量的20%~30%。应减少饱和脂肪酸与反式脂肪酸的摄入，可适当增加植物脂肪酸、ω-3系亚麻酸、ω-6系亚油酸，如橄榄油、鱼油的摄入。指导患者避免食用高油脂食物，如油炸食物、烧烤、肥肉、肥禽，餐桌上避免泡油汤和荤汤泡米饭。

②碳水化合物的摄入：碳水化合物是维持机体生命活动的重要产能营养素之一，保证足量碳水化合物摄入具有保护机体蛋白质的作用。减重饮食推荐碳水化合物的每日供给量占全日总能量的40%~55%。饮食中应限制大量精制白米面等淀粉类食物的摄入，严格限制单糖、双糖食物及浓缩饮料的摄入。可适当选用粗杂粮等富含多糖和膳食纤维的食物。

③蛋白质的摄入：减重手术后各类营养素摄入急剧减少，为避免机体自身蛋白质分解，维持正氮平衡，保持机体瘦组织群，维持机体各器官正常生理功能，因此，应强调补充蛋白质的重要性。减重术后蛋白质的供能比占全日总能量的20%~25%。手术后存在蛋白质的摄入不足与吸收障碍，因此食物中应增加含有必需氨基酸的优质蛋白质摄入，如乳清、牛奶、奶酪、鸡蛋、大豆、鱼和瘦肉。减重术后因食物摄入不足也强调蛋白质补充剂的添加，建议除日常饮食外每日还需额外补充乳清蛋白粉。减重术后蛋白质补充应做到个体化，根据患者的标准体重与手术方式不同给予指导，通常LRYGB后蛋白质补充建议每日每千克体重0.8~1.0g，BPD-DS后患者蛋白质补充可达每日每千克体重1.2~1.5g。对减重术后严重低蛋白血症患者应考虑手术因素，必要时可通过修正手术纠正。此外，减重术后每日应补充足量蔬菜、水果，保证足量矿物质与维生素的摄入，但术后3月内不宜摄取多渣、产气且有刺激性的生葱、生蒜、韭菜、洋葱、青椒，以及刺激性调味品胡椒粉、辣椒酱、花椒粉等。每日

液体摄入量保持 1500~2000ml 可预防减重术后因机体缺水而导致的头晕、便秘等问题。

（三）减重术后运动指导

任何方式的减重都需要配合体育锻炼辅助治疗，术后如不配合运动将影响减重疗效。体育锻炼能促进能量消耗，提高基础代谢，维持机体蛋白质平衡，避免骨骼钙质流失，促进身体健康，同时能提高自信。减重术后应告知患者配合体育运动能实现能量负平衡，帮助突破减重瓶颈期，有利于达到最佳的减重效果，并长期维持健康体重。减重医师应帮助患者在术后不同时期选择合适患者的运动方式，并培养良好的运动习惯，督促患者长期坚持。

减重术后的运动方式应根据患者的个人爱好、恢复情况和自身身体状况等灵活选择，按照循序渐进原则，逐渐增加运动强度与运动持续时间。手术后早期运动方式建议以快走为主，运动持续时间从每次 10~20min 逐渐增加至每次 30~40min。手术 3 个月后可参加多种形式的运动，如快走、慢跑、骑车、游泳、打球等轻、中等强度有氧运动。建议每周进行中等强度有氧运动 3~5 次，运动总时间 150~300min。同时每周参加 2~3 次抗阻运动，有利于提高代谢，保留瘦体组织群。

减重手术后最佳的运动方式不一定是花大量的时间与精力在短时间内进行剧烈运动。运动方式应是适合患者个体的、容易实施且能长期坚持的运动方式。部分患者由于患有重度关节炎等问题，不能进行跑步、打球等运动，而各类游泳运动是此类患者的最佳选择。鼓励患者培养运动兴趣爱好，同时平时生活中的零碎身体活动也值得多多参与，如徒步、爬楼梯、做家务活等身体活动都能增加每日机体能量消耗总量，促进减重。

减重术后早期由于食物摄入不足，因此运动强度需控制得当。因运动过程中需要消耗机体糖分来提供能量，当运动形式过于剧烈、坚持时间过长时，机体将分解肌肉产生氨基酸再转化为葡萄糖提供能量，致机体瘦体组织群丢失而损害身体健康。因此减重手术后运动形式应选择缓慢的，轻、中等强度有氧运动，运动后避免出现疲劳、肌肉酸痛、肌肉僵硬为佳。减重手术后期应根据患者的心肺功能耐受程度逐步增加运动强度与维持时间。术后腹部切口愈合需1周左右，不建议主动运动。术后3月内不能从事重体力劳动，每次蹲起时速度不要太快，避免发生体位性低血压。

综上所述，减重手术后运动的开展应根据患者营养摄入情况与身体耐受程度，通过系统、专业的指导与监督，循序渐进、逐步进行。鼓励患者增加身体活动、培养运动兴趣，长期坚持，做到吃动平衡方能长期保持健康体重。

（苏志红）

参考文献

［1］YUMUK V, TSIGOS C, FRIED M, et al. European Guidelines for Obesity Management in Adults ［J］. Obesity Facts, 2015, 8 (6)：402-424.

［2］王存川. 肥胖与代谢病外科学 ［M］. 北京：人民卫生出版社，2014.

［3］中国营养学会. 中国居民膳食指南2016 ［M］. 北京：人民卫生出版社，2016.

第九章

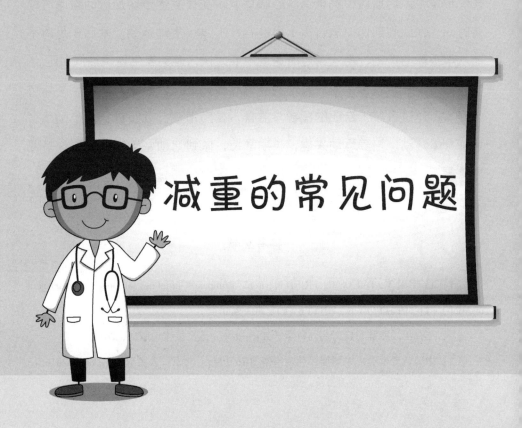

减重的常见问题

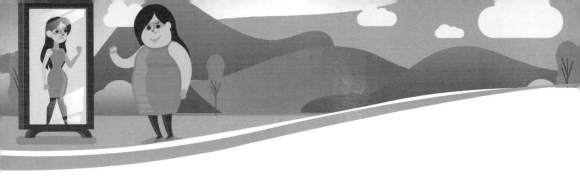

1. 吃得不多仍然很胖？

一次吃的量不多，少量多餐累积后进食量就会增加，同时饮食不均衡容易导致肥胖。吃高热量的食物，而对低糖水果和新鲜蔬菜摄入较少，会加剧肥胖。肥胖除了受生活方式影响的同时也受遗传因素及环境因素影响。

2. 拼命运动还是瘦不下来？

据文献报道，对于 BMI≥32.5 的肥胖患者选择通过运动方式进行减重的成功率不足 5%，同时运动的减重效果受限。运动减肥的前提是控制饮食，如果不控制饮食单纯依靠运动瘦身效果不明显，选择运动减肥需要花费大量时间且不能急功近利。

3. 减重术后瘦得比别人慢？

任何一种减重方式都会有平台期。减重术后体重下降快慢与体重基数大小及饮食、运动有一定的关系。减重术后患者应做到定期复查，营养师应及时掌握分析患者近期饮食情况及运动情况，蛋白粉、复合维生素、饮水量及运动量能否达到指标，如果存在问题应加强患者正确认识饮食及运动的重要性。

4. 减重术后总是掉头发？

对于肥胖患者而言，减重术后脱发是最常见的问题之一。当减重术后短时间内体重骤降时全身脂肪分解，引起荷尔蒙分泌失调会导致脱发。当体重骤降期过去，约半年时间会长出新的头发，新长出来的头发发质比术前更好。

5. 减重术后多久怀孕最佳？

目前，多数专家认为减重术后 12~18 个月后再考虑受孕比较安全，能减少营养缺乏对母体及胎儿的风险，降低肥胖遗传率，同时提高受孕率。如果术后没到 1 年怀孕了，有可能会因为营养不良导致流产、早产、脑损伤、智力低下等一系列问题。建议去妇产科充分咨询。

6. 减重术后复胖了怎么办？

在减重术后体重增加已下降体重的 50% 称之为复胖。若术后出现复胖应用多学科的减重方式，包括饮食、运动指导、行为改变及药物治疗。饮食方面低糖、低脂、低热量为主，同时增加饮水量，至少每天 2000ml，蛋白质每日摄入量每天 60~80g，运动方面以有氧运动为主，每周最低运动时间 150min，目标运动每周 300min，建议每周 2~3 次力量训练。

7. 为什么中年容易肥胖？

中年人 BMI 普遍有增加趋势。中年肥胖的原因包括社会因素、饮食因素等，运动量降低容易造成皮下脂肪堆积、内脏脂肪堆积而造成肥胖。人到中年之后，由于社会交往比较频繁、压力过大、应酬比较多，在饮食上不加注意可能会过多地摄入高油脂、高热量的食物及烟酒等，都可以使体内的内分泌系统发生紊乱，代谢出现障碍，这些都促进了肥胖症的发生。

8. 减重术后的排气困扰怎么办？

减重术后肚子胀气是最常见的问题之一。术后排气的方式分为打嗝和肛门排气。打嗝又称呃逆，是术后常见的不自主肌膈痉挛引起的症状。要想治疗打嗝，首先要去除引起打嗝的原发病因，然后对症治疗。建议先深吸一口气，憋一段时间再呼气，重复多次。也可选用维生素 B_1、维生素 B_{12} 等药物或按压攒竹穴进行缓解。减重术后以肛门排气为主，建议患者多下床活动，走一走促进肠蠕动，尽早排气。若活动后仍无法排气，患者腹胀难忍可服用四磨汤口服液辅助排气。

9. 节食减重效果不易持久怎么办?

节食减肥多适用于超重和轻度肥胖患者,对于重度肥胖患者,特别是BMI>34.5者不建议节食。通过节食减肥常需要辅以正确、规律的运动,且长期坚持。只要持之以恒,总会达到预期目标的。节食减肥对于中重度肥胖患者效果不明显,节食减肥适用于轻度肥胖和超重患者。

10. 越减越重怎么办?

这说明选择的减重方式不适合自己或者减重方式没能坚持,首先应做到改变饮食习惯,以低热量为主;其次增加运动量及力量训练,每周最低运动时间150min,目标运动每周300min,建议每周2~3次力量训练;最后一定要补充充足的水分,每天饮水量至少2000ml。

11. 我怀孕了,会生出胖小孩吗?

肥胖会遗传。遗传因素在肥胖发病机制中至少占20%~40%。研究表明,肥胖患者中60%~80%有家族性肥胖;双亲都瘦或体格正常,其子女肥胖发生率仅为10%;父母中有一方肥胖,其子女肥胖率为50%;父母双方均肥胖,则子女肥胖率为60%~80%。无论男女,如果存在肥胖问题,想要孕育下一代往往很困难,且母体肥胖常影响胎儿的正常发育。因此,肥胖患者应科学减肥后再准备怀孕。

12. 减肥手术真的那么可怕吗?

因为未知所以害怕,当你充分了解减重手术后,你就知道减重手术没有想象中的可怕。减重手术采取微创的方式在肚子上打1~5个小孔(具体几个孔,依据个人体型、术式及术中情况而定),手术风险低于阑尾切除术、胆囊切除术等。手术采用全身麻醉,一觉醒来手术就做好了。

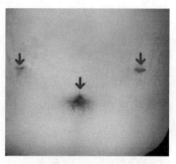 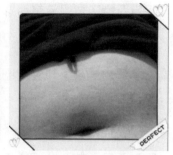

■ 减重术后三孔照片　　　■ 减重术后单孔隐形刀口照片

13. 减重术后嘴巴馋了怎么办?

减重手术 3 个月后饮食逐渐过渡为正常膳食,食物种类不受严格控制,但需要避免辛辣刺激性食品,不要吃零食且严格控制进食总量。减重术后早期如果嘴巴比较馋可以选择咀嚼不辣不刺激的软食,然后吐掉,切记不可吞咽,如果不小心误吞一定要与减重医生取得联系并告知其情况。此外,也可采用咀嚼口香糖等转移注意力。

14. 评价肥胖的常用指标有哪些?

评判肥胖的常用标准有 3 个:第一个是 BMI;第二个是腰围,中国男性腰围超过 90cm,女性超过 85cm 称为腹型肥胖;第三个标准是体脂百分比,用人体成分分析仪测量,体内脂肪含量,男性超过 25%、女性超过 28%即为肥胖。

15. 微创减重手术有哪些优势?

微创减重手术只需在腹部开 1~5 个 0.5~1.2cm 小孔,其中一个位于肚脐,刀口隐蔽基本看不到;关闭刀口已从传统的缝线缝合改为生物胶黏合,术后无须拆线、疤痕小、疼痛感轻、不影响美观、洗澡不受影响。与传统手术相比,腹腔镜微创手术风险大大降低,极大地减少了患者的痛苦和不便。因此,微创手术具有创伤小、疼痛轻、恢复快、住院时间短的优越性。

16. 什么是术后减重黄金期？

术后减重黄金期是指体重快速下降的最好时机，一般在减重手术后的半年之内，此阶段的减重效果会直接决定最终的手术成效。每位手术后的患者都应利用好这段时间。当然，减重术后体重不会一直下降，12~18个月后体重会趋于稳定，进入平台期。

17. 减重时出现月经紊乱或者闭经该怎么办？

减重期间出现生理期紊乱的原因很多。一是摄入能量远低于基础代谢的需要，导致代谢紊乱而影响月经周期。二是运动过量时体内释放内啡肽太多，会扰乱下丘脑的激素分泌，导致月经量减少，月经经期延迟甚至闭经。如何在减重期间维持正常的生理规律呢？我们建议保持健康、均衡的饮食，良好的生活和作息，以及适度的体育锻炼。减重术后孕龄期女性出现闭经，主要是因为贫血或营养不良造成的，基本半年以后就趋于正常。

18. 骨质疏松了，怎么办？

成人每日钙推荐摄入量为800mg，50岁及以上人群每日钙推荐摄入量为1000~1200mg，充足的维生素D可增加肠钙吸收，促进骨骼矿化、保持肌肉力量、改善平衡能力和降低跌倒风险。同时补充钙剂和维生素D可降低骨质疏松性骨折的风险。减重术前应查维生素D指标，如果术前检查已提示维生素D缺乏，术后应及时补钙并定期监测维生素D。需要提醒大家的是，在补钙的同时应充分日晒，可选择十一点至十五点，并尽可能多地将皮肤暴露在阳光下15~30min，每周2次。

19. 减重手术后多久可以工作？

对于轻体力劳动者术后休息2天左右便可工作，对于中等体力劳动者至少休息2周以后方可工作，对于重劳动及极重劳动建议休息3个月左右。

20. 减重术后多久可以见效?

减重术后都会有不同程度的体重下降。部分患者体重不降有自身原因,如不良饮食习惯、食用较多高热量或油脂食物且运动较少。减重术后第一个月可下降 10~15kg,减重黄金期是术后 6 个月,体重处于快速下降期,但是术后半年到一年半体重处于平稳下降期,体重不会一直下降。因此,减重术后需规律、低热量饮食及适度有氧运动,以使体重平稳下降。

21. 手术后皮肤会特别松弛吗?

减重术后皮肤不会特别松弛。减重术后 12~18 个月皮肤会有自我吸收的功能。减重术后皮肤松弛一般是体重下降过快导致的,多出现在超级肥胖、年龄偏大肥胖症和肥胖时间过长等特殊人群中。术后坚持合理运动、营养调理,常能恢复皮肤弹性,预防皮肤松弛。术后 3 个月可以去健身房进行力量训练,坚持每周 2~3 次有氧运动和抗阻悬链。如果通过以上措施仍不能达到满意的效果,可以考虑在体重平稳后进行形体雕塑。

22. 做完减重术后多久血糖可以改善?

目前最广泛的术式为 LRYGB 和 LSG,这两种术式控制 T2DM 的疗效优于药物治疗。LRYGB 术后一年的 T2DM 缓解率为 80%~85%,LSG 术后一年的 T2DM 缓解率约为 65%。

LSG 通过减少胃容量减少刺激产生饥饿感的荷尔蒙分泌,不改变胃肠道的生理状况,不干扰食物的正常消化、吸收过程,减重及降糖效果均好。

LRYGB 改变了肠道结构、关闭大部分胃功能,减少胃的空间和小肠长度。减重、降糖效果明显,治疗效果可望长期保持。

袖状胃+双通路转流术在袖状胃的基础上让回肠直接与胃相连,回肠和食物更早接触,促进类胰岛素激素的分泌,从而改善胰岛素抵抗。此术减重降糖效果明显,还可以减少患者食道返流。

23. 青少年可以做减重手术吗？

年龄在 16 岁以上且符合手术指征可进行减重手术。青少年处于生长发育期，术后胃容量减小，营养摄入会减少，可能会出现微量元素缺乏、维生素缺乏及轻度贫血等问题。术后应定期复查，营养师根据检查结果作出相应的饮食指导，避免发生营养不良。

24. 减重术后会复胖吗？

减重手术并不是"一劳永逸"，术后都需要改变不良生活方式，每一位患者术后需要维持长期的饮食改变和终生锻炼。营养师会根据个人情况制订合理健康饮食，帮助患者制订运动方案。若想取得良好的瘦身效果，患者应遵医嘱补充复合维生素及蛋白粉，做到定期复查，及时对可能出现的并发症和体重进行性增长尽早诊断，及时治疗。

25. 减重手术前应该怎么准备？

除了术前常规的胃肠道准备之外，还需做一系列检查，根据患者个人情况进行降糖、降压、降体重、佩戴呼吸机等治疗，目的是降低手术中的难度及风险，最大限度地降低术后并发症的发生率，提高手术安全性。更为重要的是心理准备，手术成功与否主要取决于患者是否已经下定决心改变术后的饮食和运动习惯。如果没有改变的决心，不建议手术。

26. "微胖"可以做减重手术吗？

微胖（BMI 25.0~27.5）一般指体重在正常和肥胖之间的体型。对于这些患者，如果没有合并严重代谢综合征不建议进行减重手术，建议通过改变生活方式降低体重，即使有一些难以控制的并发症也需要经过非常慎重的评估才能开展手术。

27. 产后肥胖可以做减重手术吗？

产后肥胖的主要原因是女性在怀孕期间体内激素增加，产后身体产生了落差，导致激素分泌紊乱，新陈代谢减慢，体重增加。一般在哺乳期不推荐减重手术，因为此时母亲需要适当增加营养以保证婴儿的正常需要。哺乳期结束后，若通过适当控制饮食、增加体育锻炼和体型恢复功能训练等努力后仍肥胖，可考虑减重手术。

28. 手术费用是多少呢？医保是否可以报销？异地医保可以报销吗？商业保险能不能报销？

一般情况下，减重手术总费用约 50 000 元，本地医保报销后，自费余额 30 000 元。目前大部分减重代谢外科中心可以使用医保报销，异地医保需要办理转诊，具体报销比例根据当地医保政策而定。住院期间费用商业保险能否报销，请具体咨询所在商业保险公司。

29. 减重手术有哪些术式？

减重手术方式目前主要有 LSG、LRYGB、袖状胃+双通路/十二指肠空肠转流术/空肠空肠转流术、胃折叠手术等。具体选择什么术式要根据患者的具体病情，在减重专业医师指导下确定。

30. 如何选择适合自己的手术方式？

LSG 适用于单纯性肥胖或者肥胖合并轻度代谢综合征的患者。LRYGB 适用于代谢综合征严重的肥胖患者或超级肥胖、T2DM 病史较长的患者。袖状胃+双通路转流术适用于肥胖合并 T2DM 病史较长或 GERD 症状较严重的患者。

31. 不同的手术方式有什么区别？

LSG 可以减少胃容量，降低刺激产生饥饿感的荷尔蒙分泌，不改变胃肠道的生理状况，不干扰食物的正常消化、吸收过程，对 T2DM 病史时间短的患者效果良好。LRYGB 可减少胃的有效空间和可吸收小肠长度，调节饥饿素及胰岛素相关激素的分泌，对 T2DM 有较好的远期效果，减少食道反流。LSG+双通路转流术在袖状胃的基础上将回肠直接与胃连接，回肠和食物更早接触，促进降糖激素的分泌，对 T2DM 有较好的远期效果，同时减少 GERD 发生率，有效缓解食管反流、反酸等症状。

32. 糖尿病患者做减重手术后效果怎么样？

减重手术是目前缓解 T2DM 的唯一手段，缓解率大于 80%。重度肥胖合并 T2DM 患者推荐首选手术治疗，对于轻中度肥胖合并 T2DM 的患者可考虑手术。手术适用于 T2DM 病程不高于 15 年，且胰岛仍存在一定的胰岛素分泌功能，空腹血清 C 肽水平不低于正常值下限的 1/2。

33. 手术后代谢综合征缓解率如何？

减重手术体重下降有效率约 100%。术后 1 年可减掉多余体重的 65% ~ 85%。高血压、高脂血症、睡眠呼吸暂停综合征及多囊卵巢综合征等合并症缓解率高达 80% 左右。

34. 减重手术会有风险吗？

任何手术都有风险，每位患者面临的风险不同。减重手术的风险非常低，甚至低于常见的阑尾切除术、胆囊切除术、髋关节置换术和子宫切除术等。大部分风险的发生与患者自身因素和术前准备不充分等有关，因此我们在避免或减少高危因素，包括年老、高 BMI、高血压、睡眠呼吸暂停、行动不便等，需完善术前相关准备后再进行手术。

35. 需要住院几天？术后多久可以洗澡？术后如何进食、服药？

一般情况下，减重手术住院时间 3~5 天，大部分患者入院 2 天内完善术前准备，术后 1~2 天即可出院。术后 7 天左右若切口无感即可快速淋浴，可以将婴儿肚脐防水贴贴在刀口上，以保护刀口，洗浴结束后用碘伏消毒。切忌长时间揉搓刀口。

减重手术后建议采用渐进式阶段饮食，严格按照科学的食谱逐渐过渡饮食，按照温水→清流质→流质→软食→固体食物的顺序，依次调整饮食。进食时放慢速度，切忌大口饮水和进食。每一口食物宜咀嚼 25 次以上，宜细嚼慢；术后每天饮水量至少 1500ml，小口多次饮水；大部分患者术后 3~6 月可恢复正常饮食。特别提醒：当腹部正中、肋骨下方有饱腹、恶心、胃灼热等不适时，请立即终止进食。过渡时间约 1 个月，一般 7 周以后可以正常饮食，建议少量多次进食。

出院后的患者应根据不同病情选取对应药物，并按照一定的顺序使用。建议术后 1 个月内所有药物（咀嚼片除外）均磨碎后温水送服。术后晨起空腹去胶囊壳温水送服奥美拉唑，每日 1 次，每次 1 粒，连续服用 6~8 周。30min 后随餐服用复合维生素咀嚼片，每日 2 次，每次 1 片，口服一年后可更换成善存等。30min 后可口服钙剂，每周 3~4 次，高尿酸血症者可选用葡萄糖酸钙，建议服用 1 年，以防缺钙。术后 1 周每晚睡前口服熊去胆酸 1 次，每次 1 粒，建议连服 3 个月以预防胆囊结石。为预防减重手术后形成血栓，可选用立伐、沙班连续服用 1 个月，每天 1 次，每次 1 粒，一天中任何时间可用温水（40~45℃）冲开乳清蛋白粉 60g，可分 5~6 次进服，至少服用 6 个月。

36. 术后如何运动？

适量的运动有助于身体新陈代谢的正常运转，避免皮肤松弛。运动量应逐渐增加，术后 1 个月每天走路不少于 8000 步。术后 1~2 周可选择慢走，散步时可甩动臂膀；术后 4 周可快步走；术后 3 个月可增加游泳、篮球、瑜伽、舞蹈等力量训练，此时运动量要达到中等，每天持续运动30min（每周 3~5 次）或是每周累计 150min 以上，运动时心率与年龄之和应大于 170。

37. 减重术后会反弹吗？

减重术后胃容量缩小加上饥饿素的减少使食物摄入量及饥饿感减少，若患者能坚持健康的生活方式，如合理饮食、适当运动、规律生活等，可使体重保持长久的理想状态。但是不健康的生活方式，如不健康饮食（大量高热量饮食、甜饮料），大量饮酒，不运动等负面因素会导致 10% 甚至更高比例的体重反弹。减重术后的反弹概念和普通反弹概念不同，普通反弹指体重降低后恢复到原来的体重或者增加体重。减重术后反弹是指体重减低至正常体重后回升 10kg，因此术后很难反弹到减重术前体重。

38. 减重术后有哪些注意事项？

术后少量多餐、细嚼慢咽，避免吃得过快、过饱、过油，补充复合维生素，减重 1 年后再考虑要宝宝，把身体调整到最好状态的同时降低肥胖遗传率。术后宜优先摄入蛋白质帮助修复细胞组织，增强抵抗力；把零食收好，不宜放在随手可触的地方；若食用的食物出现不适应，可以暂停，恢复到上一阶段饮食；术后鼓励多走动，切勿久坐、久躺，以预防肠黏连及双下肢血栓；外出时准备好水杯和糖果，若出现头晕、大汗、乏力等低血糖反应时立即服用；术后如不按照食谱过渡可能会出现恶心、呕吐、腹泻等，严重者可导致病情加重，并发胃瘘、肠梗阻等，甚至需要二次手术。

39. 减重术后远期对身体有哪些影响？

手术后由于进食量的减少，大吃大喝会导致胃部不适或呕吐。手术后由于进食量的减少，可能会导致维生素的缺乏，手术后不坚持吃复合维生素可能会导致贫血、乏力、脱发等。部分胖友会出现短时间的胃酸、反流等症状，药物治疗可缓解，以上危害是可防可控的。肥胖对身体健康会造成严重危害甚至致命，对比手术控制肥胖和不控制肥胖，手术对身体的远期不良影响远小于肥胖本身。

（徐菱晨　蒋荣园　王　辉）

附　录　减重食谱

◆ 单纯营养干预减重食谱 1（约 1200kcal）

餐次	星期一	星期二	星期三
早餐	素包子：【面粉 25g，白菜 100g】 煮鸡蛋：【鸡蛋 60g】 豆浆：【黄豆 25g】	牛奶：【鲜奶 150g】 青菜面：【鸡蛋 60g，挂面 25g，青菜 100g】（不喝面汤）	牛奶：【鲜奶 150g】 煮鸡蛋：【鸡蛋 60g】 素包子：【面粉 25g，青菜 100g】
午餐	炒茼蒿：【茼蒿 200g】 水煮虾：【虾仁 70g】 杂粮米饭：【稻米（生）50g，杂粮 15g】 食盐：【盐 2g】 植物油：【油 10g】	炒西葫芦：【西葫芦 100g】 西红柿牛肉：【西红柿 100g，牛肉 50g】 杂粮米饭：【稻米（生）50g，杂粮 15g】 食盐：【盐 2g】 植物油：【油 10g】	炒油菜：【油菜 200g】 清蒸鱼：【鱼肉 70g】 杂粮米饭：【稻米（生）50g，杂粮 15g】 食盐：【盐 2g】 植物油：【油 10g】
午点	苹果：【苹果 200g】	柚子：【柚子 200g】	梨：【梨 200g】
晚餐	拌黄瓜：【黄瓜 70g】 白菜豆腐：【豆腐 100g，白菜 130g】 杂粮馒头：【混合面 75g】 食盐：【盐 2g】 植物油：【油 10g】	炒芹菜腐竹木耳：【芹菜 150g，腐竹 20g，木耳 50g】 杂粮米饭：【稻米（生）60g，杂粮 15g】 食盐：【盐 2g】 植物油：【油 10g】	冬瓜烧豆腐：【豆腐 100g，冬瓜 100g】 菜心汤面：【挂面 75g，菜心 100g】 食盐：【盐 2g】 植物油：【油 10g】

餐次	星期四	星期五	星期六
早餐	豆浆：【黄豆 25g】 素包子：【面粉 25g，白菜 100g】 煮鸡蛋：【鸡蛋 60g】	牛奶：【鲜奶 150g】 煮鸡蛋：【鸡蛋 75g】 拌蔬菜：【多种素菜 100g】 蒸紫薯：【紫薯 100g】	牛奶：【鲜奶 150g】 煮鸡蛋：【鸡蛋 60g】 素包子：【面粉 25g，白菜 100g】
午餐	炒苋菜：【苋菜 100g】 蘑菇鸡块：【蘑菇 100g，鸡肉 50g】 米饭：【稻米（生）50g】 蒸玉米：【玉米(带棒心)200g】 食盐：【盐 2g】 植物油：【油 10g】	炒空心菜：【空心菜 100g】 西兰花炒虾仁：【虾仁 70g，西兰花 100g】 杂粮米饭：【稻米（生）50g，杂粮 15g】 食盐：【盐 2g】 植物油：【油 10g】	炒生菜：【生菜 100g】 莴苣肉丝：【莴苣 100g，瘦猪肉 50g】 杂粮米饭：【稻米（生）50g，杂粮 15g】 食盐：【盐 2g】 植物油：【油 10g】

餐次	星期四	星期五	星期六
午点	橙子:【橙子 200g】	橘子:【橘子 200g】	苹果:【苹果 200g】
晚餐	冬瓜腐竹:【腐竹 20g, 冬瓜 100g】 青菜面:【挂面 75g, 青菜 100g】 食盐:【盐 2g】 植物油:【油 10g】	拌黄瓜:【黄瓜 100g】 平菇豆腐:【平菇 100g, 豆腐 100g】 杂粮米饭:【稻米（生）60g, 杂粮 15g】 食盐:【盐 2g】 植物油:【油 10g】	炒芹菜:【芹菜 100g】 小白菜腐竹:【腐竹 20g, 白菜 100g】 杂粮馒头:【混合面 75g】 食盐:【盐 2g】 植物油:【油 10g】

◆ 单纯营养干预减重食谱 2（约 1600kcal）

餐次	星期一	星期二	星期三
早餐	酸奶燕麦:【酸奶 100g, 燕麦片 50g】 拌蔬菜:【多种素菜 100g】 煮鸡蛋:【鸡蛋 60g】	牛奶:【鲜奶 150g】 煮鸡蛋:【鸡蛋 60g】 素包子:【面粉 50g, 白菜 100g】	牛奶:【鲜奶 150g】 青菜面:【鸡蛋 60g, 挂面 50g, 青菜 100g】(不喝面汤)
午餐	炒空心菜:【炒空心菜 100g】 西兰花炒虾仁:【虾仁 140g, 西兰花 100g】 米饭:【稻米（生）60g, 杂粮 20g】 食盐:【精盐 2g】 植物油:【油 10g】	炒西葫芦:【西葫芦 100g】 西红柿牛肉:【西红柿 100g, 牛肉 100g】 米饭:【稻米（生）60g, 杂粮 20g】 食盐:【精盐 2g】 植物油:【油 10g】	炒生菜:【生菜 200g】 清蒸鱼:【鱼肉 140g】 米饭:【稻米（生）60g, 杂粮 20g】 食盐:【精盐 2g】 植物油:【油 10g】
午点	橘子:【橘子 200g】	苹果:【苹果 200g】	梨:【梨 200g】
晚餐	拌黄瓜:【黄瓜 100g】 平菇豆腐:【平菇 100g, 豆腐 100g】 杂粮馒头:【混合面 90g】 食盐:【盐 2g】 植物油:【油 10g】	冬瓜腐竹:【腐竹 20g, 冬瓜 100g】 青菜面:【挂面 90g, 青菜 100g】 食盐:【盐 2g】 植物油:【油 10g】	炒油麦菜:【油麦菜 100g】 白菜豆腐:【豆腐 100g, 白菜 100g】 米饭:【稻米（生）60g, 杂粮 30g】 食盐:【盐 2g】 植物油:【油 10g】

附　录　减重食谱

直击肥胖

餐次	星期四	星期五	星期六
早餐	牛奶:【鲜奶150g】 煮鸡蛋:【鸡蛋60g】 素包子：【面粉50g，白菜100g】	牛奶:【鲜奶150g】 青菜面：【鸡蛋60g，挂面50g，青菜100g】（不喝面汤）	豆浆:【黄豆25g】 煮鸡蛋:【鸡蛋60g】 素包子：【面粉50g，白菜100g】
午餐	炒苋菜:【苋菜100g】 蘑菇鸡块:【蘑菇100g，鸡肉100g】 米饭:【稻米（生）60g，杂粮20g】 食盐:【精盐2g】 植物油:【油10g】	西兰花炒虾仁:【西兰花200g，虾仁140g】 米饭:【稻米（生）60g，杂粮20g】 食盐:【精盐2g】 植物油:【油10g】	炒茼蒿:【茼蒿100g】 莴苣肉丝:【莴苣100g，瘦猪肉100g】 米饭:【稻米（生）60g，杂粮20g】 食盐:【精盐2g】 植物油:【油10g】
午点	橙子:【橙子200g】	柚子:【柚子200g】	苹果:【苹果200g】
晚餐	素炒芹菜:【芹菜100g】 小白菜腐竹:【腐竹20g，白菜100g】 杂粮馒头:【混合面90g】 食盐:【盐2g】 植物油:【油10g】	冬瓜烧豆腐:【豆腐100g，冬瓜100g】 菜心汤面:【挂面90g，菜心100g】 食盐:【盐2g】 植物油:【油10g】	炒芹菜腐竹木耳:【芹菜150g，腐竹20g，木耳50g】 杂粮馒头:【混合面90g】 食盐:【盐2g】 植物油:【油10g】

◆ 减重术前营养方案1（约1200kcal）

餐次	星期一	星期二	星期三
早餐	牛奶:【鲜奶150g】 煮鸡蛋:【鸡蛋60g】 素包子：【面粉25g，生菜100g】	牛奶:【鲜奶150g】 鸡蛋青菜面:【挂面25g，鸡蛋60g，青菜100g】	牛奶:【鲜奶150g】 煮鸡蛋:【鸡蛋60g】 素包子：【面粉25g，白菜100g】
早加餐	乳清蛋白粉20g+温水150ml	乳清蛋白粉20g+温水150ml	乳清蛋白粉20g+温水150ml
午餐	清炒茼蒿:【茼蒿100g】 莴苣肉丝:【莴苣100g，瘦猪肉50g】 米饭:【稻米（生）50g】 食盐:【盐2g】 植物油:【10g】	西兰花炒虾仁:【西兰花200g，虾仁70g】 米饭:【稻米（生）50g】 食盐:【盐2g】 植物油:【10g】	清炒生菜:【生菜200g】 清蒸鱼:【鱼肉70g】 米饭:【稻米（生）50g】 食盐:【盐2g】 植物油:【10g】

餐次	星期一	星期二	星期三
午点	苹果:【苹果200g】	柚子:【柚子200g】	梨:【梨200g】
晚餐	冬瓜烧豆腐:【豆腐100g,冬瓜100g】 菜心汤面:【挂面40g,菜心100g】 食盐:【盐2g】 植物油:【10g】	炒芹菜腐竹木耳:【芹菜150g,腐竹20g,木耳50g】 米饭:【稻米(生)40g】 食盐:【盐2g】 植物油:【10g】	白菜煮干丝:【白菜150g,干丝20g,木耳50g】 米饭:【稻米(生)40g】 食盐:【盐2g】 植物油:【10g】
晚加餐	乳清蛋白粉20g+温水150ml	乳清蛋白粉20g+温水150ml	乳清蛋白粉20g+温水150ml

餐次	星期四	星期五	星期六
早餐	牛奶:【鲜奶150g】 煮鸡蛋:【鸡蛋60g】 清炒油菜:【油菜100g】 南瓜粥:【南瓜50g,大米15g】	牛奶:【鲜奶150g】 拌蔬菜:【多种蔬菜100g】 煮鸡蛋:【鸡蛋75g】 蒸紫薯:【紫薯100g】	牛奶:【鲜奶150g】 煮鸡蛋:【鸡蛋60g】 青菜粥:【稻米25g,青菜100g】
早加餐	乳清蛋白粉20g+温水150ml	乳清蛋白粉20g+温水150ml	乳清蛋白粉20g+温水150ml
午餐	炒苋菜:【苋菜100g】 蘑菇鸡块:【蘑菇100g,鸡肉50g】 米饭:【稻米(生)50g】 食盐:【盐2g】 植物油:【10g】	炒空心菜:【炒空心菜100g】 莴笋虾仁:【虾仁70g,莴笋100g】 米饭:【稻米(生)50g】 食盐:【盐2g】 植物油:【10g】	清炒西葫芦:【西葫芦100g】 西红柿牛肉:【西红柿100g,牛肉50g】 米饭:【稻米(生)50g】 食盐:【盐2g】 植物油:【10g】
午点	橙子:【橙子200g】	橘子:【橘子200g】	苹果:【苹果200g】
晚餐	拌黄瓜:【黄瓜70g】 白菜豆腐:【豆腐100g,白菜130g】 米饭:【稻米(生)40g】 食盐:【盐2g】 植物油:【10g】	冬瓜腐竹:【腐竹20g,冬瓜150g,平菇50g】 青菜面:【挂面40g,青菜50g】 食盐:【盐2g】 植物油:【10g】	青菜木耳豆腐:【青菜150g,木耳50g,豆腐100g】 米饭:【稻米(生)40g】 食盐:【盐2g】 植物油:【10g】
晚加餐	乳清蛋白粉20g+温水150ml	乳清蛋白粉20g+温水150ml	乳清蛋白粉20g+温水150ml

附 录 减重食谱

269

◆ 减重术前营养方案 2（约 1600kcal）

餐次	星期一	星期二	星期三
早餐	酸奶燕麦：【酸奶 100g，燕麦片 50g】 拌蔬菜：【多种蔬菜 100g】 煮鸡蛋：【鸡蛋 60g】	牛奶：【牛奶 150g】 青菜面：【鸡蛋 60g，挂面 50g，青菜 100g】	牛奶：【牛奶 150g】 煮鸡蛋：【鸡蛋 60g】 青菜粥：【稻米 50g，青菜 100g】
早加餐	乳清蛋白粉 20g+温水 150ml	乳清蛋白粉 20g+温水 150ml	乳清蛋白粉 20g+温水 150ml
午餐	炒空心菜：【空心菜 100g】 莴苣虾仁：【虾仁 140g，莴笋 100g】 米饭：【稻米（生）75g】 食盐：【盐 2g】 植物油：【油 10g】	清炒西葫芦：【西葫芦 100g】 西红柿牛肉：【西红柿 100g，牛肉 100g】 米饭：【稻米（生）75g】 食盐：【盐 2g】 植物油：【油 10g】	炒生菜：【生菜 200g】 清蒸鱼：【鱼肉 140g】 米饭：【稻米（生）75g】 食盐：【盐 2g】 植物油：【油 10g】
午点	橘子：【橘子 200g】	苹果：【苹果 200g】	梨：【梨 200g】
晚餐	素炒芹菜：【芹菜 100g】 小白菜腐竹：【腐竹 20g，白菜 100g】 米饭：【稻米（生）75g】 食盐：【盐 2g】 植物油：【油 10g】	拌黄瓜：【黄瓜 100g】 平菇豆腐：【平菇 100g，豆腐 100g】 米饭：【稻米（生）75g】 食盐：【盐 2g】 植物油：【油 10g】	冬瓜腐竹：【腐竹 20g，冬瓜 100g】 青菜面：【挂面 75g，青菜 100g】 食盐：【盐 2g】 植物油：【油 10g】
晚加餐	乳清蛋白粉 20g+温水 150ml	乳清蛋白粉 20g+温水 150ml	乳清蛋白粉 20g+温水 150ml

餐次	星期四	星期五	星期六
早餐	豆浆：【杂豆 25g】 煮鸡蛋：【鸡蛋 60g】 素包子：【面粉 50g，白菜 100g】	牛奶：【牛奶 150g】 煮鸡蛋：【鸡蛋 60g】 清炒油菜：【油菜 100g】 南瓜粥：【南瓜 50g，大米 40g】	牛奶：【牛奶 150g】 煮鸡蛋：【鸡蛋 60g】 素包子：【面粉 50g，青菜 100g】
加餐	乳清蛋白粉 20g+温水 150ml	乳清蛋白粉 20g+温水 150ml	乳清蛋白粉 20g+温水 150ml
午餐	炒苋菜：【苋菜 100g】 蘑菇鸡块：【蘑菇 100g，鸡肉 100g】 米饭：【稻米（生）75g】 食盐：【盐 2g】 植物油：【油 10g】	西兰花炒虾仁：【西兰花 200g，虾仁 140g】 米饭：【稻米（生）75g】 食盐：【盐 2g】 植物油：【油 10g】	炒茼蒿：【茼蒿 100g】 莴笋肉丝：【莴笋 100g，瘦猪肉 100g】 米饭：【稻米（生）75g】 食盐：【盐 2g】 植物油：【油 10g】

餐次	星期四	星期五	星期六
午点	橙子：【橙子 200g】	柚子：【柚子 200g】	苹果：【苹果 200g】
晚餐	拌黄瓜：【黄瓜 70g】 白菜豆腐：【豆腐 100g，白菜 130g】 米饭：【稻米（生）75g】 食盐：【盐 2g】 植物油：【油 10g】	炒芹菜腐竹木耳：【芹菜 150g，腐竹 20g，木耳 50g】 米饭：【稻米（生）75g】 食盐：【盐 2g】 植物油：【油 10g】	冬瓜烧豆腐：【豆腐 100g，冬瓜 100g】 菜心汤面：【挂面 75g，菜心 100g】 食盐：【盐 2g】 植物油：【油 10g】
晚加餐	乳清蛋白粉 20g+温水 150ml	乳清蛋白粉 20g+温水 150ml	乳清蛋白粉 20g+温水 150ml

减重代谢手术后不同阶段饮食食谱

◆ 全流食举例（术后第 1 个月，每餐 10~15min 吃完）

早餐	豆浆（或米汤）150ml+乳清蛋白粉 10g
上午加餐	肠内营养粉 30g+乳清蛋白粉 10g，兑水至 150ml
午餐	脱脂牛奶 150ml
下午加餐	肠内营养粉 30g+乳清蛋白粉 10g，兑水至 150ml）
晚餐	去油的鱼汤（鸡汤）150ml
夜晚加餐	肠内营养粉 30g+乳清蛋白粉 10g，兑水至 150ml

◆ 半流食+肠内营养粉举例（术后 2~3 个月，每餐 10~15min 吃完）

早餐	白粥小半碗+菠菜泥、鳕鱼泥各 1 小碟
上午加餐	肠内营养粉 30g+乳清蛋白粉 10g，兑水至 150ml
午餐	蛋羹（酸奶）小半碗+南瓜泥 1 小碟
下午加餐	肠内营养粉 30g+乳清蛋白粉 10g，兑水至 150ml
晚餐	软面条（嫩豆腐）小半碗+胡萝卜泥、苹果泥各 1 小碟
夜晚加餐	肠内营养粉 30g+乳清蛋白粉 10g，兑水至 150ml

附　录　减重食谱

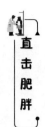

◆ **软食举例（术后 4~6 个月，每餐 20~30min 吃完）**

早餐	鱼片粥（粥里加鱼片和切细的芥蓝）小半碗+水煮蛋 1 个
午餐	软饭（加小米）小半碗+蒸鱼 1 块+凉拌长豆角 1 小碟
晚餐	香菇猪肉馅饺子 100g+草莓 50g
夜晚加餐	肠内营养粉 30g+乳清蛋白粉 10g，兑水至 150ml

◆ **普通饮食举例（术后半年以上，每餐 20~30min 吃完）**

早餐	蔬菜荞麦面小半碗（不喝汤）+水煮蛋 1 个
午餐	米饭（加燕麦）小半碗+胡萝卜鸡丁、凉拌木耳各 1 小碟
晚餐	米饭（加玉米碎）小半碗+凉瓜牛肉、煮空心菜各 1 小碟
夜晚加餐	苹果（或橙子、梨、桃子）半个

后 记

　　打开最后一次校订书稿，油墨之香扑鼻而来，心中不由感慨万千；看着书中反复推敲的字里行间，又不免有些忐忑不安。这本书的出版，是否能为社会大众解除生活中的困惑，能否为工作在临床一线的减重界同仁们带去些许欣慰……

　　肥胖症伴代谢综合征是一种涉及诸多学科的复杂疾病。在与肥胖的搏斗中，医务人员披星戴月，夜以继日，用汗水和泪水印下奋斗的足迹。经过一年多的准备和努力，《直击肥胖》一书终于与广大读者见面了。本书的出版得到了国内减重代谢领域专家们的关心支持。刘金钢教授、王存川教授和朱晒红教授欣然为本书作序。60 余位业内专家和徐州医科大学附属医院减重代谢外科中心全体同仁在繁忙的工作之余，利用休息时间为本书的编纂做了大量的工作。知识产权出版社在时间紧、任务重的情况下，为本书出版提供了许多方便。值此本书付印之际，谨向为本书编写出版提供帮助的单位和同志们致以诚挚的谢意！

　　作为医学减重的专业人员，我们理应编写好这本科普书籍。但因时间紧迫，加之编写人员水平有限，书中难免有不足之处，敬请读者批评指正！

朱孝成　邵永

2023 年 1 月 1 日